Kundalini yoga

ROBIN BOOK

Kundalini yoga

Ranjiv Nell

esenciales

ROBIN BOOK

Diseño de cubierta: Regina Richling

Fotografías de cubierta: © iStockphoto

Diseño interior: Paco Murcia

ISBN: 978-84-9917-325-2

Depósito legal: B-20.224-2013

Impreso por Lito Stamp, Perú, 144, 08020 Barcelona

Impreso en España - *Printed in Spain*

Índice

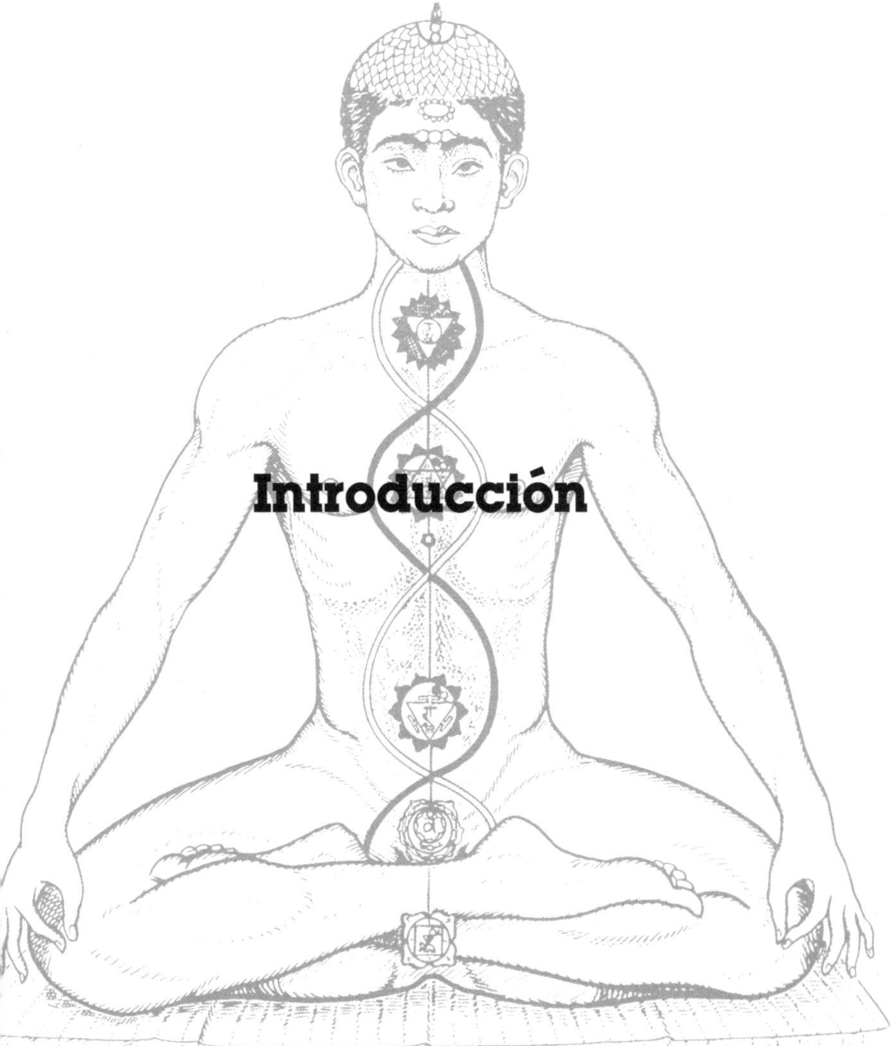

Introducción

Kundalini es la energía que todos llevamos dentro. Es la conciencia, cualidad del alma, un estado que se alcanza cuando la persona expresa su propio ser utilizando todo el potencial de su sistema glandular y nervioso.

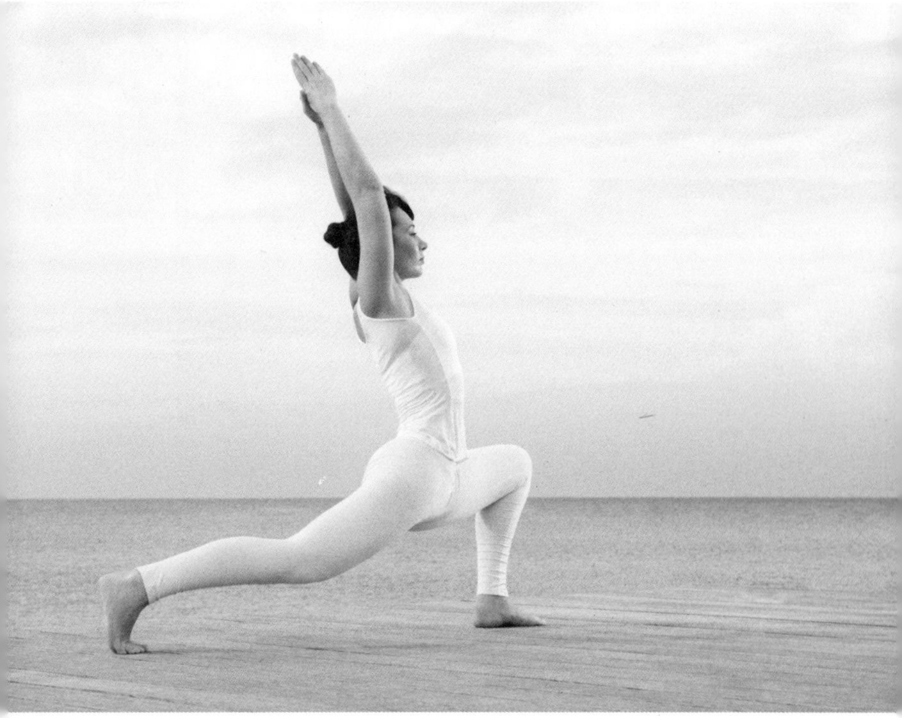

La práctica de esta disciplina física, mental y espiritual, permite desbloquear esta energía para que fluya por todo el organismo. Al dejarla fluir, se eleva la conciencia y el cuerpo se fortalece y se inmuniza frente a las enfermedades.

A través de las *kriyas* o series de asanas, se combina el ejercicio físico y la respiración con la meditación y el canto de mantras. Kundalini yoga no es una práctica compleja, es rápida, eficaz y profunda.

Los primeros maestros de esta ciencia sagrada, conocidos como *rishis* en la tradición yóguica, observaron que el sufrimiento y la infelicidad procedían de un estado en el que vivía el individuo, sujeto siempre a tendencias inconscientes que le llevaban a comportarse de manera artificial, no innata. Percibieron entonces que la práctica del yoga podía retornar la persona a ser consciente de ese complejo sistema que engloba cuerpo, mente y espíritu, que surge de la misma esencia de la creación y al que se vincula mediante cada acción, palabra o respiración. Kundalini es, pues, la capacidad para manifestar toda la creatividad que subyace en cada uno de manera libre y consciente.

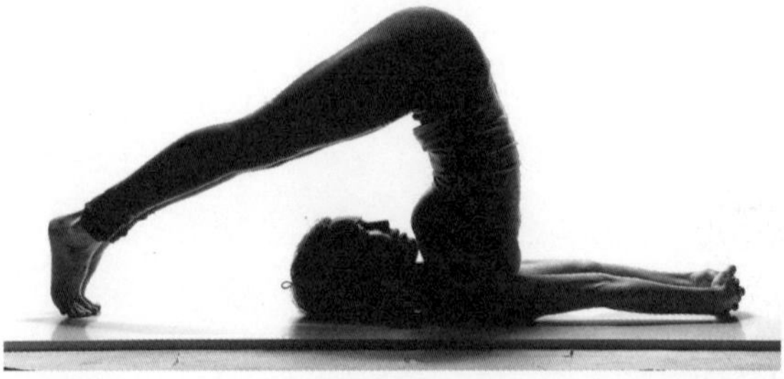

Y lo hace mediante el uso de posturas o asanas, de ejercicios de respiración, la repetición de mantras y la meditación, de manera que el ser humano pueda alcanzar un estado de total plenitud.

Esta guía de iniciación al Kundalini yoga le orientará paso a paso en su práctica y permitirá al lector llevar una vida más saludable, cultivar la serenidad interior, la pureza y el ascetismo, en sintonía con su mente y su nueva conciencia.

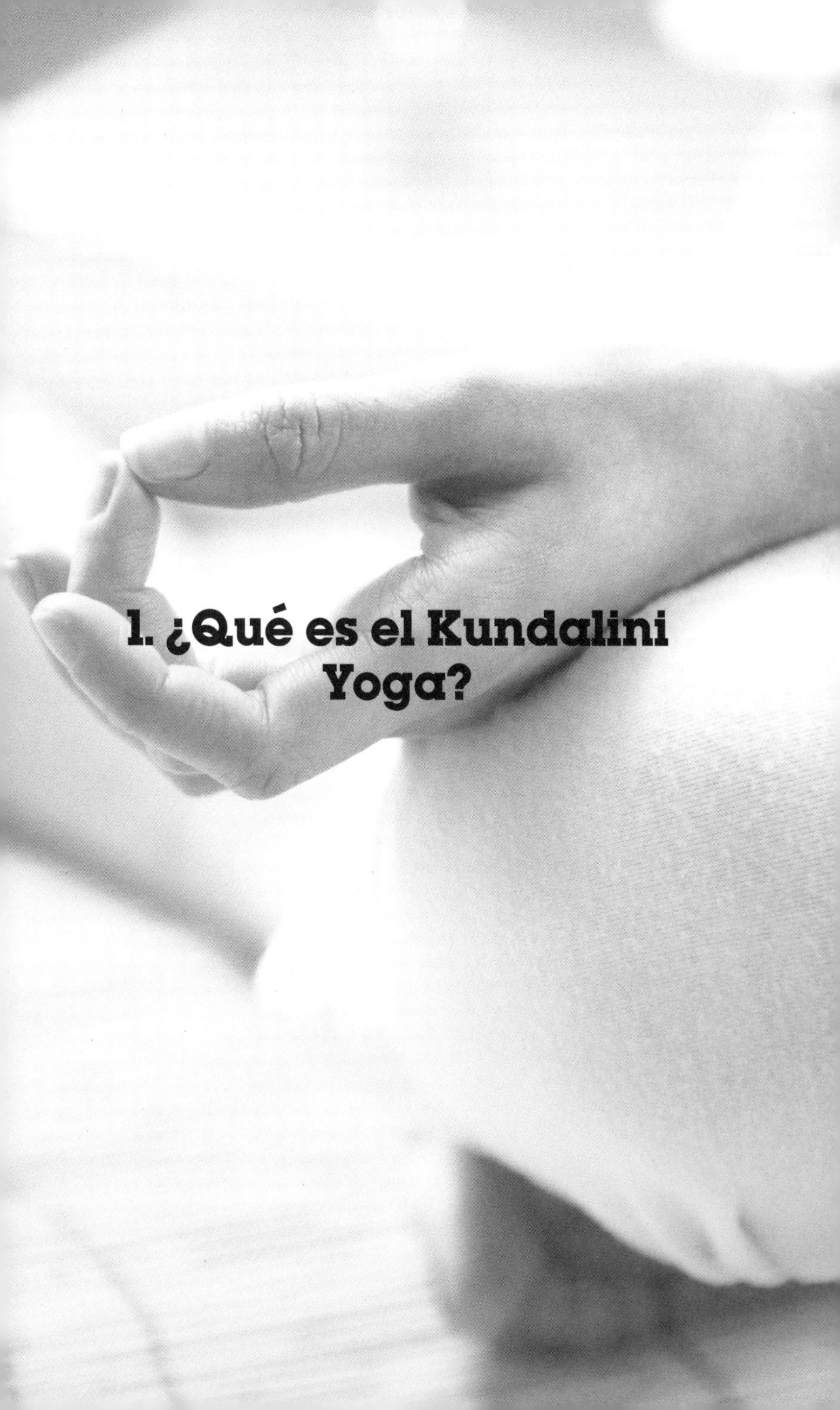

1. ¿Qué es el Kundalini Yoga?

El yoga es una manera de vivir, una manera de educar el cuerpo, la mente y el espíritu. Su origen se remonta a la India, hace miles de años, pero sus enseñanzas son tan válidas ahora como lo eran entonces.

El yoga clásico fue descrito por el pensador indio Patanjali en un texto conocido como *Yoga sutras* en el año 200 a.C. y en el que se describía la naturaleza de la mente y las formas de controlar sus estados de desasosiego. Y lo hacía mediante un proceso de entrenamiento físico y mental.

Los hindúes definen el yoga como el camino hacia la realización espiritual por medio de una rigurosa disciplina física. Según la doctrina tradicional del yoga el ser humano es un alma encerrada en un cuerpo que tiene varias partes: el cuerpo físico, la mente, la inteligencia y el ego falso. Es necesario satisfacer la necesidad física, la necesidad psicológica y la necesidad espiritual para llevar una vida plena.

El Kundalini yoga es una disciplina originaria de la India que favorece el desarrollo físico, mental y espiritual del individuo. Los antiguos maestros de esta ciencia sagrada, también conocidos como *rishis* en la tradición yóguica fueron los primeros que observaron que el sufrimiento en sus más diversas modalidades proviene del hecho de que vivimos en un permanente estado de fragmentación, sujetos a tendencias más o menos inconscientes que nos llevan a causarnos daño a nosotros mismos. A través de la práctica del yoga estos *rishis* trataron de integrar primero cuerpo y mente y más tarde añadir también la parte espiritual del individuo para vincular cada acción, palabra o respiración en un Todo y de esta manera el Ser pudiera adquirir la libertad para actuar sin condicionamientos personales, familiares o culturales.

El cuerpo debe entenderse así como el vehículo, la mente como el conductor y el alma como la verdadera identidad del ser humano. Para lograr la armonía, estas tres fuerzas deben estar equilibradas y ahí es donde juega un papel esencial el Kundalini yoga como encargado de favorecer dicho equilibrio.

A los primeros practicantes se les llamó yoguis. Estos ascetas hindúes aparecen ya en algunas referencias que datan del año 5000 a.C., como el *Rigveda*. Como práctica en uso y reconocida aparece en el *Bhagavadgita* de año 2500 a.C.

Los yoguis llamaron Kundalini al potencial que existe en todos los seres humanos para manifestar su creatividad consciente y libre en cada instante de sus vidas. Suele asociarse con el flujo del sistema nervioso central que parte desde la base de la columna vertebral y llega al cerebro y las glándulas pituitaria y pineal. A lo largo del tiempo se desarrollaron numerosas escuelas de yoga que trabajaban diferentes posturas o asanas, utilizaban una carga vibracional específica mediante la respiración de sonidos, potenciaban la respiración, la visualización y la concentración como apoyo al proceso de meditación que el yoga llevaba consigo.

Los yoguis reconocidos

- Patányali (siglo III a.C.) escribió el texto sánscrito *Yoga sutra*, que sentó las bases del yoga.
- Ramakrishna (1836-1886) fue un bhakti yogui que trajo un renacer al yoga en India. Devoto de la diosa Kali y maestro del Advaita Vedanta, predicó que «todas las religiones llevan al mismo objetivo». Sus discípulos adoraban a su esposa, Sarada Devi, como la reencarnación de la divina Madre Kali.
- Swami Vivekananda (1863-1902), discípulo de Ramakrishna, es conocido por introducir la doctrina del yoga en Occidente.
- Sri Aurobindo (1872-1950), tradujo escrituras yóguicas, como los Upanishád y el Bhagavad-Guitá. Su poema épico *Savitrí* es un tesoro de la literatura yógica hindú y uno de los más largos poemas escritos en inglés. También fundó un eshram en Pondicherry, que sigue propagando la práctica del yoga integral, que constituye la síntesis efectuada por Aurobindo de los cuatro principales yogas (karma, gñana, bhakti y ashtanga).
- Swami Sivananda (1887-1963), fundador de la Divine Life Society, vivió la mayor parte de su vida en Rishikesh (India), después sirvió como médico en Malasia. Creía que la enfermedad era un problema del alma y vio la cura en la práctica del yoga. Escribió 300 libros sobre yoga, religión, espiritualismo, hinduismo, moral, higiene y salud. Fue un pionero en traer el yoga a Occidente. Su lema era: «Sirve. Ama. Regala. Medita. Purifica. Realiza».

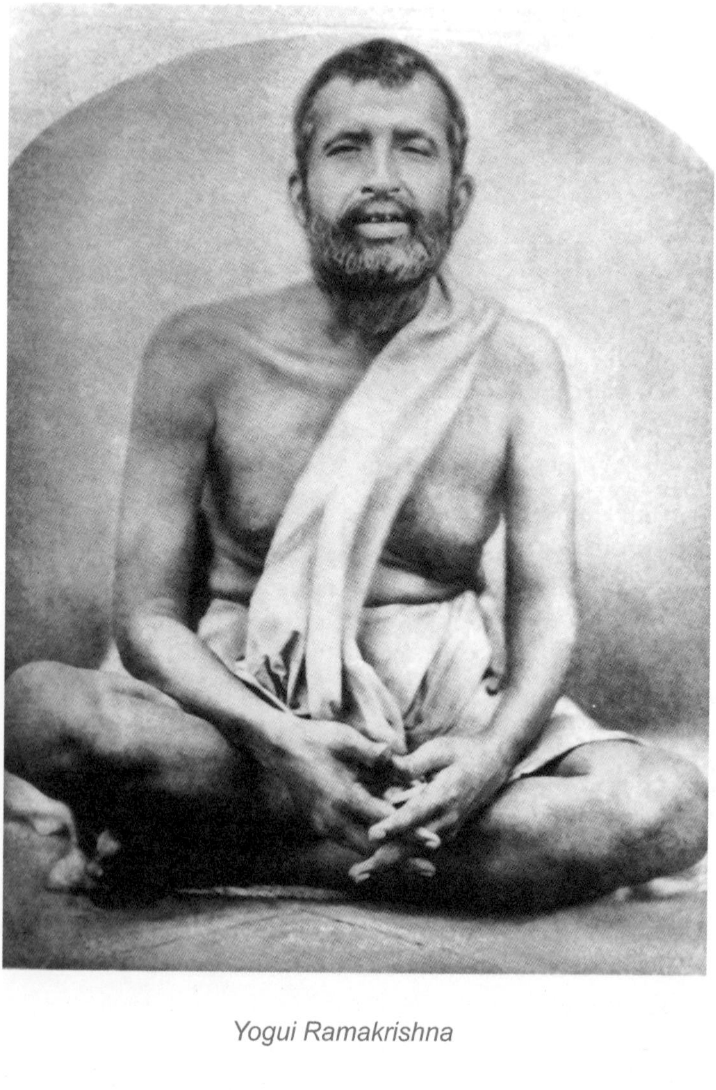

Yogui Ramakrishna

El significado de la palabra «yoga»

La palabra yoga procede del sánscrito *jugit*, que significa concentrar la mente, absorberse en la meditación, unir, conectar... El objetivo último del yoga es unir o reencontrar las tres facetas del ser humano y unirse al infinito que lleva dentro. Esa unión libera al espíritu de cualquier sensación de separación y de la falsa concepción de la muerte.

A simple vista el yoga puede parecer nada más que un conjunto de estiramientos y técnicas de respiración de relajación. La gente que acude al yoga lo hace por muy diversas razones, unas lo hacen simplemente para ponerse en forma, otras para liberar el estrés y algunas lo hacen con el objetivo de dar sentido a sus vidas. Pero una vez se inician en el yoga descubren su verdadera naturaleza que en este libro vamos a tratar de descubrir.

Los maestros de la tradición del yoga más clásico a menudo recuerdan que cada ciudadano es al tiempo un ciudadano de dos mundos. Cada uno mora, simultáneamente, en un mundo interno de pensamientos, emociones y sensaciones por un lado, y en un universo con el interactuamos por otro. El éxito o la realización como seres humanos dependen de nuestra habilidad para vivir de manera adecuada en ambos mundos. Para ello necesitamos de un método que nos ayude a desarrollar la conciencia y nos genere armonía en nuestras relaciones con el exterior.

Los yoguis afirman que la experiencia directa nos brinda, en ese sentido, el conocimiento de una manera diferente muy significativa. El conocimiento adquirido así es diferente del obtenido mediante otros métodos.

La práctica del yoga es como un espejo que permite examinarnos a nosotros mismos: la información que nos muestra es fiable, pero en realidad no nos muestra cómo somos. Un yo interno en equilibrio no puede ser dañado o destruido, ya que esa es su verdadera naturaleza. Gracias al yoga, se puede incrementar la conciencia del yo interno, obteniendo un grado de concentración y reflexión más profundas.

La presencia del Kundalini yoga en Occidente

El Kundalini yoga es un tipo de yoga que fue introducido en Occidente en los años setenta por el yogui Bhajan e incluye una serie de posturas (conocidas como asanas), un control de la respiración (pranaiama), el canto de mantras, gestos rituales (llamados mudras) y ejercicios (o kriyas).

Su práctica genera tranquilidad mental y vitalidad a sus practicantes, enfatizando la lentitud de movimientos, la concentración mental, la respiración profunda, la inmovilidad total de la postura mantenida y la relajación después de cada ejercicio.

El yogui Bhajan llegó a América en 1969 con la intención de enseñar libremente esta disciplina como una herramienta útil para afrontar la época de cambios que acechaban a la humanidad. Hasta ese momento, los conocimientos del Kundalini yoga eran secretos, transmitiéndose selectivamente por vía

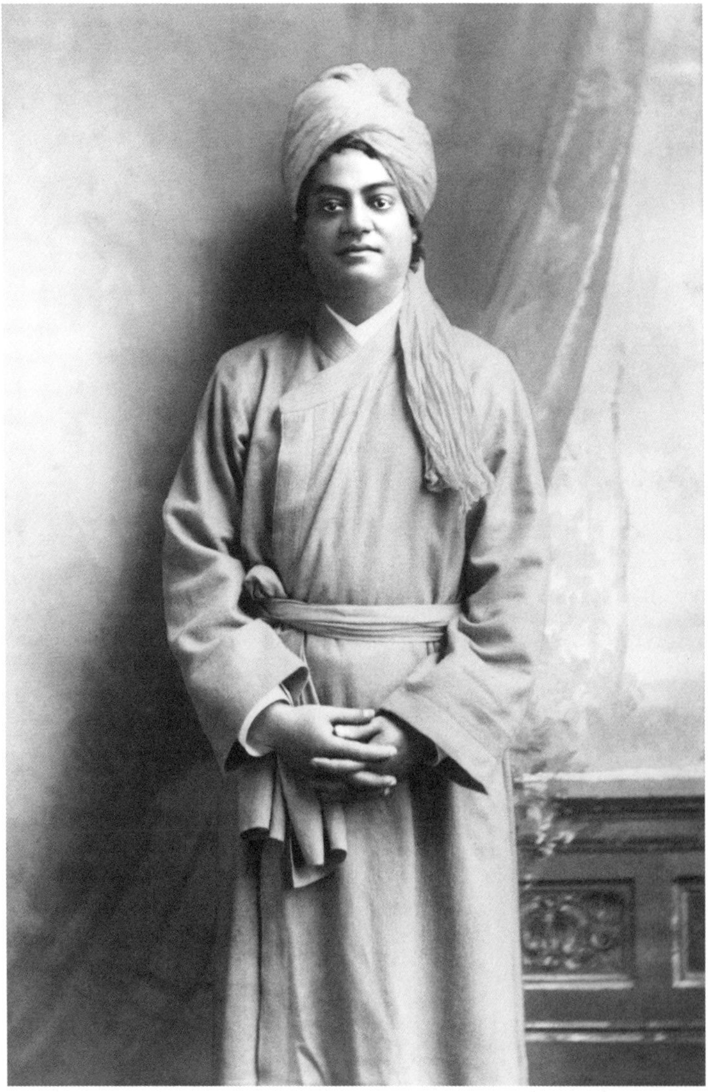

Yogui Swami Vivekananda

El yogui Bhajan (1929-2004)

Fue un maestro espiritual que se instaló a los 39 años en los EE.UU. donde se dio a conocer como maestro de yoga, introdujo en Occidente su versión del Kundalini yoga e inspiró el camino a seguir por otros maestros.

En 1969 fundó 3HO, o Holy Organization, una organización que promovía una vida santa, feliz y sana. Su aliento y motivación sirvió para inspirar a miles de adeptos que siguieron su camino y escucharon sus enseñanzas, de manera que consiguió formar profesores de yoga que extendieron su credo primero por los EE.UU. y más tarde por el resto del mundo.

«Nuestro futuro es el ahora y nuestra presencia es nuestra pureza. No tenemos que purificarnos, porque somos puros. Simplemente tenemos que dejar de hacer el mal por diversión, por invenciones o excusas, y dejar de imaginar romances y fantasías sin sentido y cosas que no sirven para nada. Alcanzaremos el control sobre nosotros mismos mediante el servicio, con nuestro carácter, mediante el compromiso, y a través de algo muy poderoso que tenemos: nuestra gracia. Nuestra gracia individual es nuestra cualidad más preciada. Y nuestra proyección, que nos aportará satisfacción, plenitud y exaltación, es nuestra nobleza. Actuaremos noblemente, con gentileza, amabilidad y compasión. Estas son nuestras características esenciales.»

YOGUI BHAJAN, 1 DE AGOSTO DE 2000

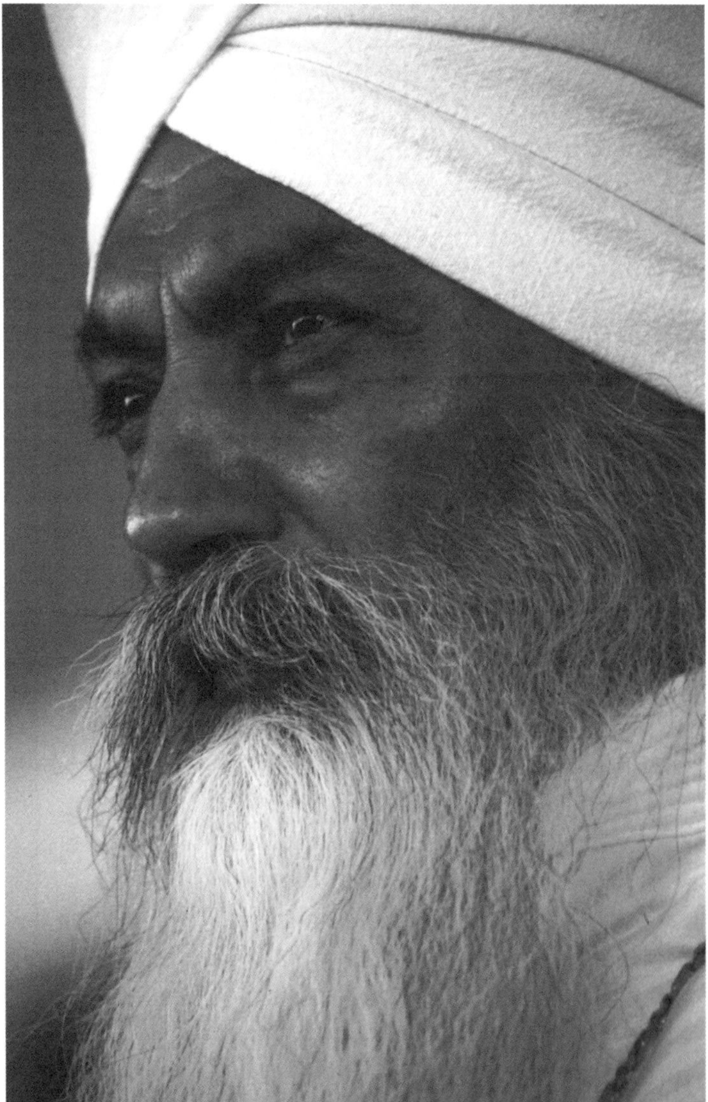

Yogui Bhajan (1929-2004)

oral de maestros a discípulos. Gracias a la labor del yogui Bhajan, hoy en día se dispone en Occidente de las enseñanzas de esa disciplina para el beneficio de la humanidad.

La esencia del Kundalini yoga

El objetivo del Kundalini yoga es transportar la energía almacenada en la base de la columna y llevarla por todo el sistema energético hasta la corona. A medida que asciende, atraviesa los distintos chakras y va activando las virtudes inherentes al individuo.

Al llegar a la cabeza, se activa la glándula pineal, que con su secreción provoca un cambio en el fundamento de la consciencia y por tanto revela el potencial del individuo. Es, en definitiva, el potencial creativo de la humanidad.

Cuando la energía Kundalini ha ascendido, el practicante de yoga debe procurar mantenerla en los centros superiores. Cada palabra, cada pensamiento y cada acto provocan un ascenso o un descenso de la energía como si de un termómetro se tratara. Mantener el control es importante de cara a evitar que la energía descienda a los chakras inferiores.

Al despertar la energía la persona se manifiesta en todos los niveles sutiles, desde la tierra al éter, ya que se trata de una energía que puede utilizarse para alcanzar la plena conciencia.

Según las enseñanzas del yogui Bhajan, con una práctica sincera la energía puede despertarse en unos 40 días. Resulta fácil despertarla, pero difícil llevarla hasta la Corona. Requiere

El Caduceo

El Caduceo simboliza el nervio central que recorre la columna vertebral envuelto por dos canales de nervios simbolizado por las dos serpientes. Dichas serpientes simbolizan el conocimiento en la mitología. El nombre izquierdo recibe el nombre de Ida, mientras que el derecho se llama Pingala. La columna vertebral recibe el nombre de Sushamana. La energía Kundalini se visualiza siempre en forma de serpiente.

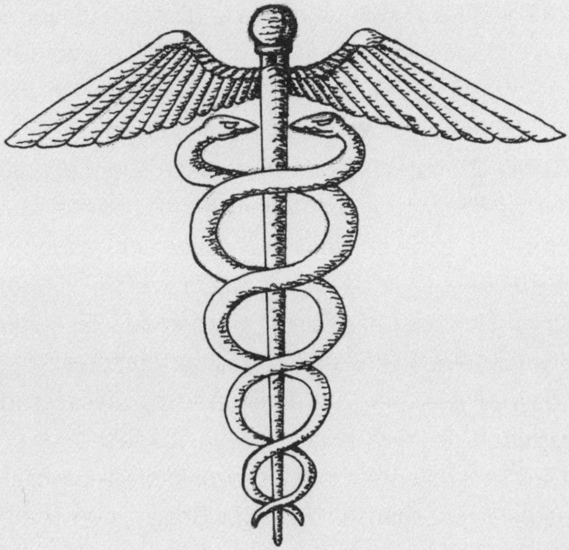

de una gran dosis de perseverancia, pureza y una práctica continuada. La plena autorrealización lleva a la liberación definitiva, a la paz absoluta y a la más alta de las bendiciones. Para generarse se debe presionar sobre la energía vital entrante (prana) para que se mezcle con la fuerza depuradora (apana). La combinación de ambas energías genera calor que carga el Kundalini, lo despierta, atraviesa los chakras y proyecta la energía hacia la coronilla, lugar donde se hallar el chakra Corona.

Los beneficios del Kundalini yoga

El Kundalini yoga permite disfrutar de un cuerpo más sano, una mente equilibrada y mayor capacidad de energía. Todo ello se traduce en una mayor vitalidad, creatividad y armonía para afrontar las cuestiones que la vida plantea. Al empezar, el practicante de yoga empieza a notar en seguida una gran sensación de serenidad y fortaleza, aunque los verdaderos resultados se obtienen tras una práctica continuada y consciente.

Con una práctica metódica y disciplinada del yoga se equilibra el sistema nervioso y se otorga paz y concentración a la mente. El yoga conduce a la meta más elevada de la vida: la realización directa con nuestra propia naturaleza.

El yoga es un proceso de unificación que trata de armonizar el cuerpo, la mente y el espíritu y conseguir con ello la Iluminación, esto es, la curación definitiva. Disciplinas médicas como la homeopatía o la acupuntura relacionan directamente la salud con el estado y el dinamismo de la energía vital. Un individuo vive de forma más saludable cuanto más libre y abundante es el flujo de su energía vital.

Cada uno de los ejercicios de yoga actúa sobre un órgano determinado. Cuando un músculo no se utiliza se atrofia, pierde su vigor y su masa muscular. La práctica del Kundalini yoga permite aumentar y conservar la flexibilidad corporal, así como la coordinación de movimientos. Pero además, tiene otras grandes ventajas:

- *Aumento de la conciencia*

  Uno de los primeros efectos que produce el yoga es un aumento de la sensibilidad y de la capacidad para interiorizar las cosas, una mirada hacia dentro para observar de una manera reflexiva las situaciones que a diario nos acontecen. Esa mirada interior favorece el conocimiento de sí mismo y de esta manera comprender mejor las necesidades vitales de cada uno.

- *Mejora del funcionamiento corporal*

  Al iniciarse en el Kundalini yoga, el cuerpo experimenta una notable mejoría en todas sus funciones. Los sistemas cardiovascular, digestivo, glandular, respiratorio, linfático y nervioso se desbloquean por completo y alcanzan progresivamente su máximo rendimiento.

- *Un mayor grado de flexibilidad*

  La práctica de las asanas otorga un mayor grado de flexibilidad al cuerpo. Esto sirve como recarga adicional de energía para el cuerpo a la hora de afrontar las tareas diarias. Pero no sólo el cuerpo se nutre de esa flexibilidad, también la mente se beneficia dotándola de mayor paciencia y de mayor grado de flexibilidad para resolver conflictos de manera armoniosa.

- *Reducir el estrés*

Se puede obtener una sensación de paz y tranquilidad interior gracias a las técnicas de relajación que influyen directamente sobre el sistema nervioso, tornándolo más resistente al estrés.

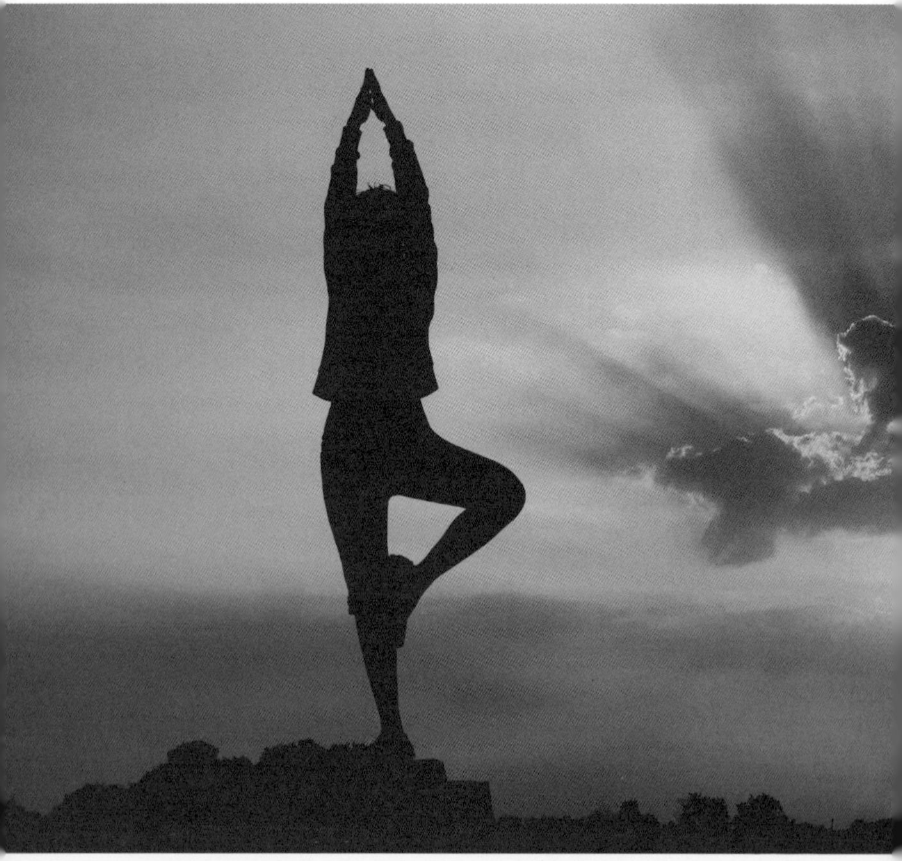

Aumento de la capacidad pulmonar

Los ejercicios de respiración asociados al Kundalini yoga proporcionan un aumento de la capacidad pulmonar, de forma que las personadas con tendencia a los ataques de asma ven disminuir notablemente el número de episodios asmáticos. Una mayor capacidad pulmonar proporciona más energía vital (prana) a la persona.

Tonificación y fortalecimiento muscular

Las asanas que se practican durante una sesión de yoga proporcionan un buen tono muscular si se ejercen con regularidad. Al tonificar el cuerpo, desaparece el exceso de grasa y el cuerpo se fortalece. Es evidente que todo ello ha de ir acompañado de un cambio también en las costumbres alimenticias, favoreciendo la ingesta de frutas, verduras y cereales ecológicos frente las grasas y las carnes rojas.

Fortalecimiento del carácter

El Kundalini yoga ayuda a fortalecer la resistencia, la capacidad de compromiso y la voluntad y la fe en la ilimitadas posibilidades de cada uno.

Mejora de la salud

La práctica de esta disciplina fortalece el sistema inmunitario, por lo que es más difícil caer en la enfermedad, ya que el cuerpo se hace más resistente al ataque de los virus. Al equilibrarse el sistema glandular se disfruta de un aspecto impecable y se goza de la sensación de autoconfianza.

Es la mejor terapia para desterrar la apatía y olvidar el cansancio, ya que el practicante suele sentirse con mayor energía e intuición para encarar los problemas.

- *Superar los malos hábitos*

  Esta disciplina proporciona las herramientas necesarias para desterrar hábitos tales como el alcohol, el tabaco o las drogas ya que otorga una gran dosis de conciencia del propio ser.

- *Una sexualidad más activa*

  El yoga permite disfrutar al máximo de las relaciones sexuales, potenciando una actividad más profunda, dichosa, intensa y placentera. El acto sexual se convierte así en un goce de los sentidos con plenitud, dejando atrás inercias y estigmas adquiridos que impiden su desarrollo. La vida se convierte así en algo relajado y divertido que dará pie a un mayor disfrute.

Purificar el cuerpo

Con la práctica del yoga se purifica el cuerpo físico y se fortalecen sus flujos de energía. Nuestra anatomía sutil está compuesta por diez cuerpos que son las diez capas de la conciencia. Cada cuerpo vibra en una frecuencia determinada, permaneciendo para siempre el alma y el cuerpo sutil y desvaneciéndose el resto con la muerte.

- **El alma** es el primero de los cuerpos. Es el punto de luz, el infinito que reside en nosotros. Es la parte del ser humano que nunca muere y que transporta nuestro mensaje.
- **La mente negativa** tiene como función señalar cualquier peligro inminente y proteger a la persona de posibles

daños. El miedo paraliza y hacer perder la proyección de la persona hacia el futuro.

- **La mente positiva** permite aprender de los errores, corregirlos y solucionar cualquier obstáculo que se presente. Favorece el optimismo, la ilusión y el entusiasmo. Al descuidar la mente positiva se pierde energía y la mente negativa empieza a ganar terreno.
- **La mente neutral,** conocida también como mente yóguica, sopesa la información procedente de la mente positiva y de la mente negativa antes de emitir un veredicto. Toma decisiones de forma consciente y otorga serenidad, paz y gracia.
- **El cuerpo físico** se caracteriza por su espíritu de sacrificio y su capacidad de comunicación. Su característica esencial es el entusiasmo por todo lo que le rodea. Es resistente al dolor y permite gozar plenamente de la vida.
- **La línea arqueada** forma el circuito de energía que fluye en la parte superior de la cabeza y representa la intuición y la justicia y tiene como función alertar de posibles peligros procedentes de alguna fuente energética. Tiene la virtud de poder establecer una comunicación con las otras personas sin necesidad de mediar la palabra. Si se posee una fuerte línea arqueada se es receptivo a recibir la energía del cosmos.
- **El cuerpo áurico** actúa como una cáscara protectora sensible a los estímulos externos e internos ya que envuelve todo el cuerpo físico. Su composición es energía electromagnética compuesta de energía masculina y femenina.
- **El cuerpo, pránico** tienen como función mantener el corazón vivo, la circulación activa y el diafragma en

funcionamiento. Es el encargado de controlar los biorritmos y la temperatura metabólica. El cuerpo pránico recorre todo el cuerpo en movimiento e insufla valor, energía, control mental y poder curativo.

- **El cuerpo sutil** es el encargado de llevar el registro de la memoria del pasado. Permite discernir las sutilezas de la vida y entender la dinámica de cada ocasión. Acepta fácilmente las novedades y sólo abandona el cuerpo cuando este fallece.
- **El cuerpo luminoso** es el encargado de atraer lo positivo que permite al cuerpo brillar con luz propia y tener una fuerza tal capaz de atraer a los demás. Dota al cuerpo de sentimientos de confianza e integridad para permitir que el amor presida su vida.

Las funciones mentales

El yogui tiene como función equilibrar sus funciones mentales para aprender a discernir entre lo real y lo irreal. Cuanto más entrenada esté la mente, mayor será la capacidad de discernimiento y por tanto la toma de decisiones será más fácil, lo que permitirá crecer y acercarse más al concepto de felicidad.

Sólo unos pocos pensamientos logran traducirse en emociones. Si la mente adopta una actitud positiva y abierta, se generan corrientes en el plano astral que hacen que sucedan las cosas tal y como se habían solicitado. Los pensamientos negativos, por el contrario, pueden hacer que sucedan los peores deseos. Por eso es tan importante disciplinar la mente para tomar las riendas de la propia vida.

El subconsciente

Es un término empleado en psicología y en psicoanálisis para referirse al inconsciente, lo que se halla por debajo de los umbrales de la consciencia y es difícilmente accesible.

Aparece en algunos escritos de Sigmund Freud y designa al conjunto de procesos mentales que no son relevantes en una tarea que se está desarrollando y que muchas veces responden a automatismos preestablecidos.

Describe un lugar psíquico desconocido por la conciencia que responde a los contenidos reprimidos que se mantienen al margen, apartados, pese a mostrar efectividad psíquica e intensa actividad a través de mecanismos específicos.

Al agudizar la mente se consigue ponerla a nuestra disposición, experimentando con el infinito que somos. Para ello es necesario controlar la respiración –una de las tareas precisas que enseña el Kundalini yoga. Al fijar la mente en la respiración, la mente se serena y el cuerpo empieza a relajarse.

El pensamiento positivo no tiene límites, ayuda en la consecución de todo cuanto la persona se proponga. La clave consiste simplemente en creer que lo que uno se dice a sí mismo va a suceder. Pero para llegar a ello antes hay que liberarse del miedo y la neurosis que anidan en el subconsciente, alejar los malos recuerdos, las heridas, el orgullo, el dolor y las inseguridades.

La mente inconsciente resulta muy poco accesible y más difícil todavía de modificar. Los patrones establecidos de comportamiento no son fáciles de eliminar. Para que eso suceda, es recomendable emplear el Sadhana como método de limpieza para eliminar antiguos sentimientos, miedos y recuerdos dolorosos. Al concentrarse en la meditación se pueden hacer aflorar esos antiguos sentimientos negativos y combatirlos.

Curarse mediante el yoga o la meditación tiene un efecto extraordinario y casi inmediato en la mente. En una clase colectiva es fácil librarse de antiguas creencias que impidan comprender el mundo en su totalidad. Es el momento en que las verdades más profundas emergen a la superficie, ya que el practicante de yoga se siente en un entorno seguro. La libertad y la liberación rompen con barreras y estereotipos, ayuda a conectar con los demás y evita las preocupaciones diarias, llevando al individuo a la completa autocuración.

Una práctica espiritual diaria

La práctica espiritual conocida como Sadhana exige compromiso, disciplina y devoción pero su utilidad es grande, ya que gracias a ella es posible conseguir la liberación personal y combatir el ego.

Según las escrituras yóguicas debe practicarse en el momento en que predomina el elemento éter, cuando la energía prana está más concentrada y se evita las acumulaciones y los ruidos de la gente que pueden interferir en su práctica. Es decir, su práctica se circunscribe entre las cuatro y las siete de la madrugada. En ese momento es cuando el reino astral es una realidad viva que se une a nuestra realidad y que abre una dimensión dentro de nuestra propia dimensión. Es el reino de los pensamientos, de las emociones y las ideas, un momento para la estimulación de los sentidos en toda su máxima potencialidad.

Es un rito de eficaz para limpiar el subconsciente y dejar que crezcan en él la felicidad y la alegría.

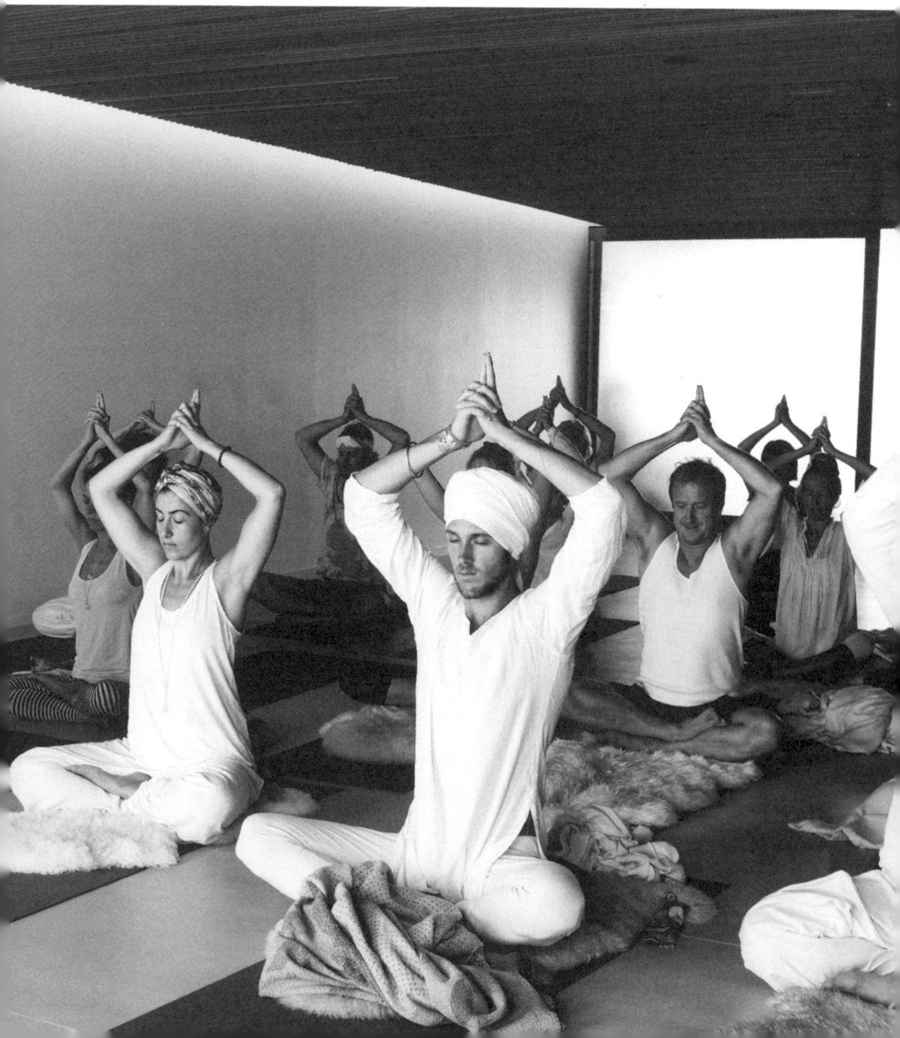

Lo primero que exige el rito es una ducha de agua fría: el contacto con el agua despierta el cuerpo y la mente todavía dormidos. Tras la ducha debe aplicarse una loción de aceite de almendras y vestirse con ropas de color claro que sean de fibras naturales. El color blanco es el ideal en estos casos, ya que expande el aura. Tras ambientar la sala con un incienso, conviene sentarse en un amplio cojín en el suelo y dedicar un tiempo a meditar. Luego, se debe iniciar la práctica del yoga con una serie de ejercicios fuertes que eliminen cualquier bloqueo. Tras cada serie de ejercicios es conveniente practicar un rato más la meditación para observar la energía y la mente.

La práctica del Sadhana puede acompañarse del recitativo de un mantra, que envolverá la situación en una atmósfera propicia.

Tras este momento es conveniente relajarse durante al menos veinte minutos, recostándose boca arriba con las palmas de la mano mirando al cielo, las piernas ligeramente separadas y los ojos cerrados. En este estado de relajación es el momento de hacer plegarias al Universo.

Los ocho brazos del Kundalini

Para llegar a experimentar toda la dimensión espiritual del Kundalini yoga es preciso seguir los preceptos que el filósofo Patanjali desarrolló en el siglo II a.C.

- *Reglas de comportamiento o Yama*

Quien vive de acuerdo con estas reglas de comportamiento no vive pendiente de los bienes materiales sino que dirige su atención hacia el interior, en una actitud de recogimiento que cambiará su visión del mundo. Practicar yoga a primera hora de la mañana y a última hora de la noche ayudará a la persona en ese propósito y verá multiplicado por diez todo aquello bueno que haga durante su vida.

- *Autodisciplina o Niyama*

Una de las reglas principales es una ducha fría a primera hora de la mañana, un episodio más de la disciplina yóguica que servirá para acumular serenidad interior, pureza y ascetismo. Patanjali pensaba que todos somos parte de los ritmos cósmicos, y que al someterse a ellos, se reciben más fácilmente las bendiciones de las energías cósmicas. El color blanco en ropas y tejidos favorecerán ese ambiente sanador y protector que se precisa para ejercitar el yoga.

- *Posturas corporales o Asanas*

Dentro de unos límites razonables, todas las partes del cuerpo pueden ejercitarse y llevarse hasta el límite. Las infinitas variaciones de las posturas producen un grado de flexibilidad armonioso que favorece el cuerpo humano, fortaleciendo el flujo y llevándolo a todos los rincones del organismo.

- *Disciplina de la respiración o Pranayama*

Los ejercicios respiratorios, que ayudan a adquirir el necesario estado de serenidad interior, se intercalan en medio de la práctica de las diferentes asanas. Para dominar la energía vital es importante previamente dominar la respiración, que puede modularse de distintas maneras:

a) Ejercicios con obstrucción alternativa de los orificios nasales.
b) Ejercicios que alternan la respiración por la boca y la nariz.
c) Ejercitar con diferentes ritmos respiratorios.
d) Ejercicios con diferentes grupos musculares.
e) Respiración combinada con diferentes mantras.
f) Respiración combinada con sonidos sibilantes.
g) Respiración con diferentes posturas de la lengua, la mandíbula o los labios.

En los ejercicios estáticos suele practicarse la respiración larga y profunda, que purifica el cuerpo y lo relaja. Este tipo de respiración consta de una espiración larga y profunda que permite vaciar por completo los pulmones al espirar el aire, y una inspiración por la nariz. Todo ello en una postura sentada, con el busto erguido, de manera que la caja torácica pueda tener la movilidad suficiente.

En los ejercicios más dinámicos es preciso inhalar de forma que primero se llene el vientre, posteriormente la zona de las costillas y por último el esternón. En cambio, en la espiración primero se vacía el esternón, luego las costillas y por último el vientre, es decir, en un proceso inverso al de la inspiración. Este tipo de respiración relaja y centra la persona.

Control de los sentidos o Pratyahara

Es la búsqueda del inconsciente, la parte divina que mora en cada persona y que permite hallar los estados de ánimo

La respiración de fuego

En el Kundalini yoga se practica a menudo lo que se ha dado en llamar la respiración de fuego. Consiste en un tipo de respiración rápida y rítmica que pone en juego exclusivamente la zona del vientre, sin que la caja torácica intervenga para nada. Sirve para mantenerse firme en los ejercicios dinámicos o los que requieran de un mayor esfuerzo.

La respiración de fuego aporta una mayor cantidad de prana o energía vital. El intercambio de gases adquiere mayor intensidad y además el diafragma realiza un suave masaje sobre los órganos internos, lo que conlleva una acción purificadora.

Al inhalar, el vientre se dilata hacia fuera, mientras que al espirar el vientre se contrae hacia dentro. Ambas fases, la de inspiración y la espiración deben efectuarse con la misma duración e intensidad (véase el apartado dedicado a la respiración).

reales, los sentimientos y la libertad que hay en nuestros pensamientos y percepciones. Para llegar a ese estado es importante hacerlo con los ojos cerrados, llevando la concentración al cuerpo sin permitir que otros sentidos puedan llevar a la distracción. Es la sustitución de los pensamientos negativos por otros positivos, cultivando pautas mentales como la ecuanimidad y la justa medida. Es una manera también de potenciar la espontaneidad. La práctica del control sensorial no implica en ningún caso una renuncia a los sentidos externos sino que se trata de hallar el propio pensamiento para controlar las pautas negativas que pueden desviar la atención.

- ### *Concentración o Dharana*

La concentración exige de una cierta inmovilidad, por lo que suele practicarse sentados con las piernas cruzadas y la columna vertebral bien erguida. La mejor manera de practicar la concentración es cerrando los párpados y girando la cabeza un tanto hacia arriba, de manera que la irradiación energética habitual de los ojos se dirija hacia el tercer ojo, lugar donde radica la sabiduría y la intuición. Otros puntos a los que suele dirigirse la concentración es el chakra corona, el punto del ombligo y el centro del corazón.

- ### *Meditación o Dhyana*

La meditación debe ir acompañada de un mantra que permite orientar el espíritu como se desee. Sólo la perseverancia consigue llevar la persona a un grado de meditación profundo, ya que lo normal es que se produzcan distracciones, calambres o sensaciones que impidan llegar a ella. Cada serie de ejercicios debe finalizar con una fase de meditación ya que las asanas estimulan el hemisferio cerebral izquierdo, mientras que la meditación activa el hemisferio derecho que provoca relajación y estimulación de las fuerzas intuitivas. La meditación debe iniciarse adoptando una postura cómoda pero erguida, los ojos entornados o cerrados, la entonación de un mantra y dirigir la concentración a un punto corporal al tiempo que se controla la respiración. Lo más normal es que al principio bullan las ideas y sensaciones en la mente, pero la respiración ayudará a tranquilizar y serenar el espíritu, por lo que en unos pocos minutos se entrará en la fase más agradable de la meditación. Es entonces cuando se ven superados los problemas del ego y se goza de la paz interior.

Iluminación y relajación o Samadhi

Es la fase de compenetración, unión, plenitud y perfección. Es un estado de conocimiento directo ajeno al dolor y a los temores más recónditos. Tras las asanas, en las que el cuerpo se ve sometido a estiramientos, tensiones y fatigas, el organismo precisa entrar en una fase de relajación cuya profundidad será directamente proporcional al esfuerzo realizado. Se puede potenciar la relajación eligiendo una música apropiada al caso. La profundidad de la relajación depende de la intensidad y calidad de los ejercicios realizados.

2. La práctica del Kundalini yoga

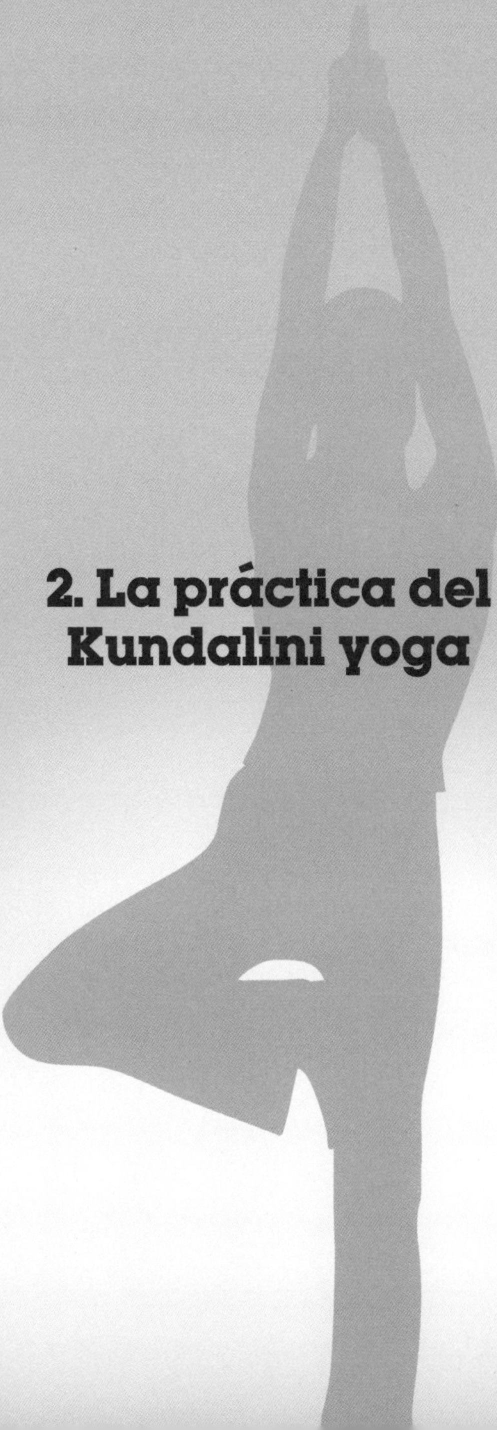

Al poner en movimiento el sistema muscular se ejerce una presión sobre determinados órganos internos que reciben de esta manera un masaje interior que en ocasiones resulta muy intenso. Esta acción elimina los cristales de calcio y otros sedimentos, por lo que resulta muy positivo para el organismo. Además de los músculos y huesos, se benefician los sistemas linfático y sanguíneo ya que este efecto de masaje interno favorece el peristaltismo de las glándulas de secreción.

Durante una sesión de Kundalini yoga es importante intercalar descansos de duración suficiente para que pueda producirse la purificación corporal, esto es, la eliminación de deshechos del metabolismo por los riñones, los pulmones y los intestinos, y apoyar la función renal mediante el consumo regular de agua.

Los músculos son catalizadores de energía, originan un flujo que se dirige directamente a los órganos internos para alimentarlos y de esta forma desbloquear posibles colapsos en el sistema. Cuando se bloquea el flujo en un meridiano, además de enfermar el órgano correspondiente, se aprecia una regresión en ese músculo. El Kundalini yoga estimula y fortalece el sistema muscular al activar o bien restablecer el flujo de energía en los meridianos y asegurar la alimentación energética en los órganos.

El practicante del yoga debe prestar constante atención a lo que ocurre dentro de su cuerpo durante los ejercicios, controlando la respiración, la frecuencia cardiaca, la consciencia de pensamientos tranquilizantes, etc. La práctica del yoga potencia la capacidad de percibir lo que ocurre dentro del propio cuerpo, y esa sensibilidad constituye un instrumento extraordinario para la prevención de enfermedades.

Otro factor importante es el estilo de vida de un practicante de yoga. Además de los ejercicios y de lo antes señalado, es esencial respetar los ritmos y leyes de la naturaleza, seguir una alimentación biológica donde primen las frutas y verduras que la tierra produce en cada momento, evitar las adicciones como el tabaco o el alcohol y reducir la ingesta de carnes rojas y de grasas.

Los mantras

Un mantra no es más que una sílaba que sirve para invocar a un dios o como apoyo para la meditación. Su papel es muy importante en el Kundalini yoga ya que protegen la mente contra la inacción y los malos pensamientos. Aparte de sus aspectos vibracionales benéficos, sirven también para enfocar y sosegar la mente. Los mantras se enmarcan en un conjunto de enseñanzas conocidas como Shabd Guru, un viaje hacia el conocimiento que puede transformar a la persona que lo practica.

Los mantras pertenecen al dominio de lo sagrado, son un lenguaje divimo y su eficacia es grande cuando son pronunciados correctamente. Al utilizarlos, la conciencia asciende y su enunciación queda enmarcada dentro de los registros afásicos, que almacenan la energía de cada palabra.

Los mantras neutralizan los pensamientos, lo que permite limpiar el subconsciente de negatividad y sofocar las reacciones conscientes y subconscientes del ego. El ego es aquello que nos limita y descuida, y que produce infelicidad, dolor y problemas cuando nos aferramos a él.

Un mantra no es más que una liberación de la mente durante una ceremonia litúrgica. Cada mantra se considera un

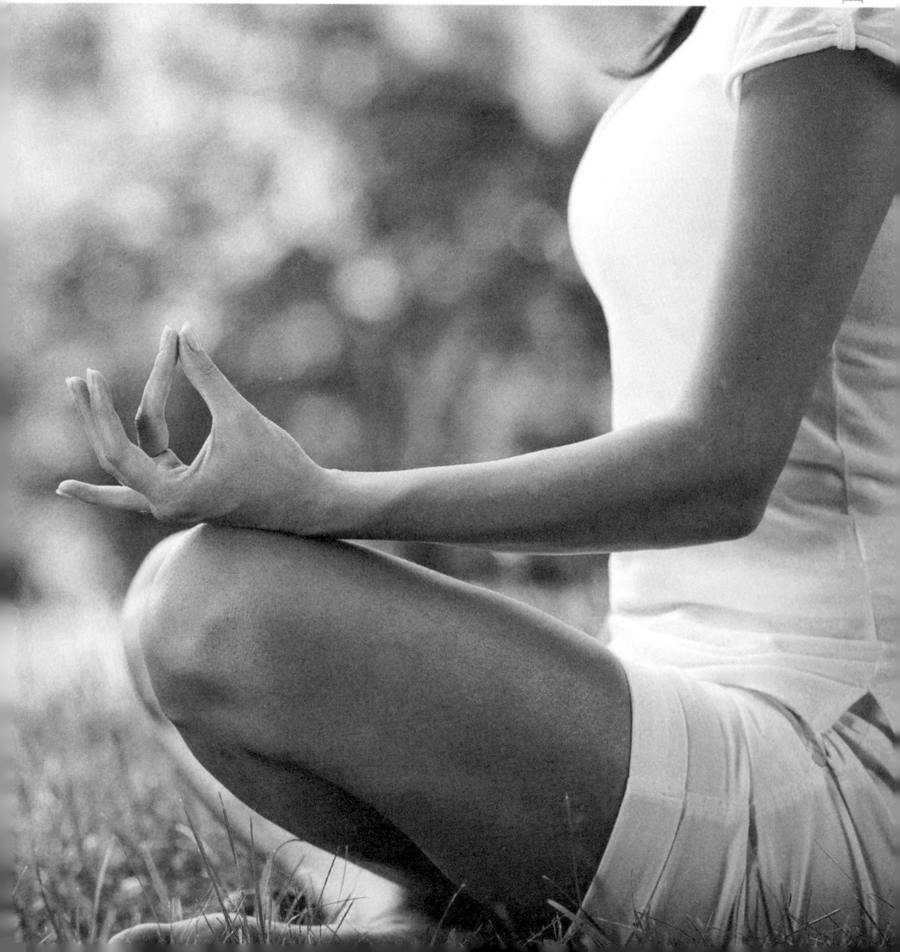

sonido correspondiente a un aspecto de la Iluminación y su recitativo corresponde a un aspecto de la mete Iluminada. Su efecto no es completo si su recitación no ha sido previamente supervisada y autorizada por un maestro competente que haya recibido su maestría de un linaje competente de maestros.

El efecto de la vibración del mantra

La actividad del cerebro se mide por los impulsos eléctricos que crea. Si el cuerpo está cansado, siente miedo o está relajado, las frecuencias vibraciones son muy diferentes.

Las ondas beta se encuentran en condiciones normales de los estados de consciencia. Son fácilmente detectables cuando una persona realiza sus actividades diarias, en cambio las ondas alpha se encuentran en los estados de meditación. El predominio de ambas se asocia a una fase de aprendizaje en el que predominan la creatividad y la concentración.

Las ondas teta se encuentran en los estados de alta creatividad y de meditación profunda. Cuando suceden es que se ha producido un estado de desconexión entre el cuerpo y la mente y es detectable un estado de profunda relajación física. Por último, las ondas delta se encuentran en los estados de sueño profundo y de meditación.

Cuando se recita un mantra se toca el paladar con la lengua. Esta vibración va desde el hipotálamo —que dirige las actividades de la glándula pituitaria y rige el sistema endocrino— hasta el cerebro, liberando hormonas que tienen un efecto inmediato en el equilibrio químico del cuerpo, con los conocidos efectos de sanación física y emocional.

Una explicación más hermética atribuye a los labios el simbolismo de la luna, o principio femenino, mientras que la lengua representa el sol o principio masculino. Al hablar se produce un intercambio entre ambos extremos, una especie de coito celestial.

El significado de las palabras

Las sílabas que se pronuncian de forma vibracional abren los nervios sutiles del cuerpo, lo que provoca cambios en la composición química del cuerpo humano. Las palabras positivas fortalecen el cuerpo y el aura, mientras que las negativas debilitan la fisiología humana. La felicidad de una persona depende, pues, de su capacidad para concentrarse en los pensamientos positivos.

Al recitar un mantra se elige un sonido infinito, vasto y atemporal, que deben entonarse con un ritmo adecuado y total concentración, dejándose llevar por su vibración, que el sistema nervioso traducirá en forma de una frecuencia que se relaciona con la alegría, la tristeza, la felicidad o el arrepentimiento.

Cuando se invoca el poder positivo que contienen sus sílabas se elimina cualquier pensamiento negativo de la psique. Cada palabra que se pronuncia es un pensamiento que se desarrolla en la mente.

Instrucciones para recitar un mantra

Cuando se recita un mantra con la concentración adecuada, la persona se está abriendo a un Ser Superior, fuente de toda orientación, estableciendo un vínculo protector que lo une a él para siempre.

- **Antes que nada, desconectar cualquier aparato electrónico** que pueda interrumpir con un sonido inesperado la concentración.
- **Es conveniente quemar una barrita de incienso** para provocar sensaciones agradables que favorecerán el clímax.
- **Recitar el mantra Ong Namo Guru Dev Namo**, que le unirá mediante un hilo energético a los Maestros espirituales del Kundalini yoga.
- **El mantra debe vibrar en la persona, no ser cantado.**
- **Conviene adoptar una postura cómoda,** con la espalda bien recta y los ojos cerrados o semientornados.
- **Antes de iniciar el recitativo conviene frotarse las manos para estimular las terminaciones nerviosas.** Luego, formar con ellas el mudra de la oración, apoyando los pulgares en el esternón. Este gesto es uno de los mudras que más ayudan a la concentración ya que las terminaciones nerviosas de las palmas se corresponden con los hemisferios izquierdo y derecho del cerebro.
- **El mantra debe ser recitado desde el ombligo** para obtener la máxima potencia.
- **Tomar conciencia de los puntos meridianos que pasan por la lengua.**
- **Recitar los mantras durante el tiempo indicado.**
- **Se debe buscar un rincón tranquilo del hogar** y practicar siempre en el mismo lugar, ya que la energía se acumula y favorece los episodios sucesivos de meditación.
- **Utilizar inspiraciones profundas** para que la energía circule por todo el cuerpo.

Ong Namo Guru Dev Namo

Es un Adi Mantra que sintoniza con el Ser Superior. La sílaba «Ong» es la infinita energía creativa que se origina en las cámaras interiores del paladar superior. La boca se abre para equilibrar el sonido que debe resonar tanto en la cabeza como en el corazón. Su traducción vendría a ser algo cercano a «Invoco la sabiduría divina».

Los Adi Mantras se recitan como mínimo tres veces en cada invocación para que la energía empiece a circular al inicio de cada sesión. Esto permite concentrarse en el Seru Superior para que este tome las riendas y sirva de guía en este proceso de conocimiento. El mantra activa la energía Kundalini y al recitarlo la persona se torna receptiva y sensible a los mensajes del cuerpo, de la mente y de la intuición.

La respiración

Son varias las técnicas de respiración que suelen usarse en Kundalini yoga: respiración profunda, respiración de fuego, respiración alterna, respiración interrumpida, Sitali pranayama y respiración de silbido. Dominar la respiración es la base para poder controlar las emociones y los estados de ánimo, mejorar la salud y desarrollar la concentración. La respiración y el movimiento conectan con los pensamientos y las emociones.

Cuando se aprende a respirar lenta y profundamente, las palabras se suavizan, mientras que si se acelera la respiración, el discurso también se acelera. Al ralentizar la respiración, la mente frena de inmediato y las palabras se convierten en un reflejo fiel de nuestro auténtico ser.

Las palabras que se pronuncian desde los chakras inferiores representan los impulsos y la naturaleza más instintiva de la persona y son las que se utilizan a diario. Por el contrario, los chakras superiores unen a la persona con los reinos sutiles. El corazón, en el centro, se dedica a la difícil tarea del equilibrio. La respiración, pues, moldea la vida, por lo que no debe ejercerse únicamente como un mero ejercicio de inspiración y espiración.

La respiración larga y profunda

Es una de las formas más comunes de respirar. Se hace usando la capacidad total de ambos pulmones al utilizar la zona abdominal o inferior, la zona pectoral o media y la zona clavicular o superior. Este tipo de respiración comienza en el abdomen, luego se expande el pecho y finalmente se levantan las costillas y la clavícula.

Para iniciar la respiración abdominal primero es necesario sentarse cómodamente en el suelo o bien en una silla, con las plantas de los pies bien apoyadas. Se apoyan las manos en el regazo y a continuación la mente debe concentrarse en la zona del ombligo y empezar a inspirar muy lentamente por la nariz. Luego se siente cómo se llena la barriga de aire y se procede a inflar. Esta inspiración debe repetirse varias veces, notando cómo la barriga empuja las manos al inspirar y cómo al espirar las manos presionan hacia dentro.

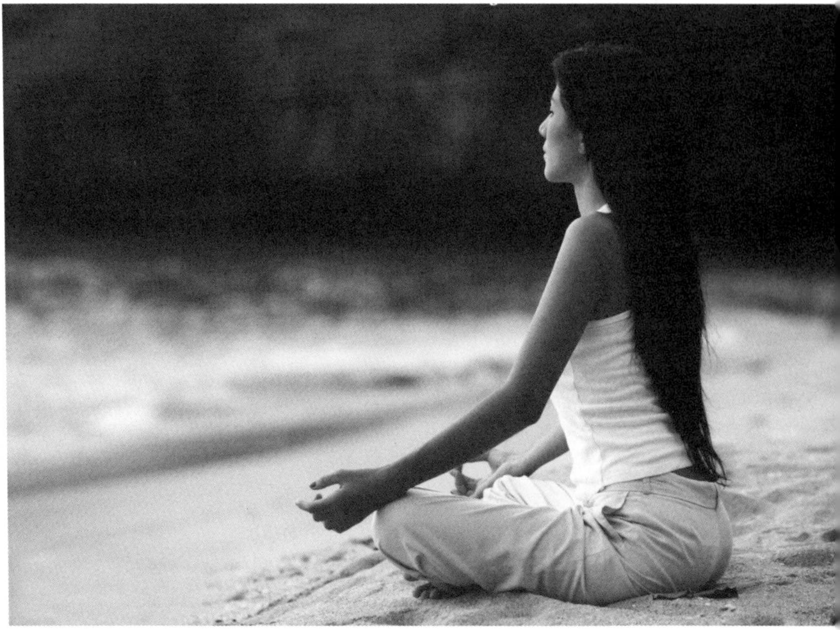

Para la respiración pectoral la concentración debe desplazarse hacia la zona de las costillas, sintiendo cómo se expanden con cada nueva inspiración.

En la respiración clavicular se contrae el ombligo y se mantiene duro el abdomen. Se levanta el pecho sin inspirar y luego se inspira lentamente elevando los hombros y la clavícula.

Cuando se combinan la respiración abdominal, pectoral y clavicular, se consigue una respiración larga y profunda.

Sus beneficios son múltiples:

- **Incrementa la fuente de oxígeno en el cuerpo,** lo que sirve para promover la curación y relajación.
- **Previene y disminuye el crecimiento de toxinas en los pulmones.**

- **Estimula la producción de endorfinas,** combatiendo la depresión.
- **Expande la capacidad pulmonar,** lo que otorga concentración, paciencia, flexibilidad y resistencia.
- **Incrementa la secreción de la glándula pituitaria,** que desarrolla la intuición.
- **Bombea el fluido de la espina dorsal al cerebro,** lo que incrementa la energía.
- **Fortalece el aura, reduce la inseguridad y los miedos.**
- **Purifica la sangre.**
- **Controla las emociones negativas,** rompe con los malos hábitos y con las manías.

Gracias a la sutilidad del prana o energía vital, el cuerpo y la mente se cargan de energía durante la respiración. La cantidad y calidad de aire que circula por los pulmones constituye la base de la vitalidad y de la creatividad.

La espiración debe hacerse en proceso inverso a la inspiración. Primero se vacía la parte superior, después le sigue el pecho y finalmente se expulsa el aire del abdomen, de manera que el ombligo se retrae acercándose a la columna vertebral.

La respiración de fuego

Quizá sea el más sofisticado Pranayama de respiración controlada. Se trata de una herramienta poderosa contra la ansiedad, la preocupación, el miedo, el dolor y la tristeza. Se trata de una respiración superficial, rápida, rítmica y continua que se impulsa desde el ombligo y el plexo solar. Su nombre procede de que afecta fundamentalmente al tercer chakra (relacionado con el fuego), y al área del estómago, favoreciendo la energía que favorece los procesos digestivos. Su dominio precisa de una práctica regular ya que resultar difícil dominarla al principio, por lo que es importante que sea hecha con precisión para que pueda volverse automática.

Sus beneficios son muchos, pero entre ellos merece la pena destacar:

- **La respiración de fuego libera toxinas.**
- **Mejora la circulación sanguínea.**
- **Ayuda a combatir las adicciones.**
- **Aumenta la fortaleza física.**
- **Mejora la concentración y la estabilidad mental.**
- **Fortalece el sistema inmunitario y ayuda a evitar enfermedades.**
- **Sincroniza los biorritmos de las diferentes partes del cuerpo.**
- **Proporciona energía al cuerpo y a la mente.**

Para llevarla a cabo es preciso sentarse en una postura cómoda y practicar una respiración rápida de uno a tres minutos que consista en una serie de inspiraciones y espiraciones rítmicas y continuadas. El aire que entra en los pulmones y el que sale debe ser el mismo. La respiración se impulsa desde el ombligo y el plexo solar y se realiza a través de las fosas nasales. Las respiraciones deben ser rápidas, profundas y fuertes a un ritmo de dos o tres por segundo. El aire debe ser expulsado con fuerza por la nariz.

La circulación sanguínea fluye entonces con mayor rapidez, llevando un aporte extra de oxígeno a todos los rincones del organismo.

La respiración alterna o Anuloma viloma

Se trata de un ejercicio que alterna la respiración a través de las dos fosas nasales. Es una manera de ejercer el control de la energía vital y puede practicarse tanto de forma aislada como integrado en una sesión de asanas.

Para llevarlo a cabo una de las dos fosas ha de estar bloqueada y el aire pasará a través de la otra. Se considera que las fosas nasales son la puerta de entrada al cuerpo pránico, mientras que la fosa derecha conduce a Pingala, la izquierda lleva hasta Ida.

Normalmente la respiración se da por la fosa izquierda, que se conecta con el canal energético o nadi de la respiración fría, y luego pasa a la fosa derecha o canal caliente. La energía de la fosa izquierda es, pues, refrigerante, mientras que la de la derecha produce calor en el cuerpo.

En muchas personas esta circulación está alterada debido a malos hábitos alimenticios o a la falta de ejercicio físico. Si la respiración fluye más de dos hora por el mismo canal significa que hay un desequilibrio en el cuerpo o bien en la mente. Si el aire sólo circula por la fosa izquierda se produce un descenso de la actividad metabólica del cuerpo humano, lo que acarrea trastornos mentales y nerviosos.

Anuloma viloma restablece el equilibrio de la circulación energética en el organismo y purifica los nadis. Lo primero que se debe hacer es buscar una postura cómoda y luego tapar la fosa derecha con el pulgar derecho e inspirar lentamente por la fosa nasal izquierda. Después tapar la izquierda con el dedo anular de la mano derecha y espirar lentamente por la fosa nasal derecha.

Conviene ensayar esta práctica durante al menos tres minutos y posteriormente ir subiendo hasta llegar a la media hora.

Al respirar por la fosa nasal izquierda los efectos son relajantes, mientras que al respirar por la derecha aumenta la energía y se favorece la acción. Al reestablecer la respiración alterna por ambas fosas nasales se revitaliza el sistema nervioso.

La respiración interrumpida

Para dominar la respiración es importante empezar por aprender a retenerla. Después de cada postura y de cada meditación hay que retener la respiración, ya sea con los pulmones llenos o vacíos. En todo caso no debe estirarse el cuello o tensar la lengua, lo correcto es que ninguna parte del cuerpo esté en tensión, los músculos del cuello, las costillas y el abdomen deben estar relajados.

La persona debe sentarse erguida, con la barba metida hacia dentro para estirar la nuca. Con los ojos cerrados, inspirar profundamente y suspender la respiración. Cuando el cerebro mande espirar, intentar inspirar un poco más de aire y luego ir soltándolo todo poco a poco.

Para retener la respiración en los pulmones emplear la misma postura que antes, sentados de forma relajada y cómoda y empezar con una espiración profunda, seguir con una inspiración también profunda y a continuación espirar a medida que se hunde el ombligo. Cuando se sienta la necesidad de inspirar, tratar de inspirar aún un poco más, y luego ya espirar poco a poco. De este modo se aprenderá a retener la respiración durante más tiempo sin dificultad ni esfuerzo.

El objetivo de estos ejercicios es mejorar la actividad metabólica, equilibrar el sistema nervioso y controlar las emociones de manera racional. Al suspender la respiración, el cuerpo funciona mejor y la mente aprende a desenvolverse con mayor soltura bajo presión. Se trata de una técnica que suele utilizarse como herramienta para estimular el ascenso de la energía Kundalini.

Sitali Pranayama

También conocida como «respiración refrescante», por su capacidad para refrescar el cuerpo, relajar los estados mentales y emocionales como la ira, el enojo, etc. Su técnica consiste en inspirar por la boca con la lengua puesta en forma de «U» y espirar por la nariz. Su práctica diaria es muy recomendable de cara a mantener un buen estado de salud. Inspirar lentamente por la boca y expulsar también de forma lenta el aire por la nariz durante un tiempo que vaya de los 3 a los 31 minutos.

Los beneficios de este tipo de respiración se pueden determinar en:

- **Bajar la fiebre o la temperatura corporal cuando los días son muy calurosos.**
- **Ayudar en los procesos digestivos.**
- **Procesos de purificación de la sangre.**
- **Relajar los músculos.**
- **Tonificar el hígado y prevenir la acidez estomacal.**

Respiración sibilante

Para practicar este tipo de respiración, la persona debe buscar una postura cómoda, con la columna vertebral bien erguida y las manos apoyadas en el regazo. Los labios deben dibujar una «O» y luego proceder a inspirar y espirar emitiendo un ligero silbido durante un período que comprenda entre los 3 y los 31 minutos. Los efectos de esta respiración producen un efecto profundo en la consciencia.

Los mudras

Un mudra es un gesto sagrado realizado con las manos y que puede llevar a la persona a distintos estados de consciencia. Aunque la mayoría de mudras se realizan con las manos, también hay mudras que pueden hacerse con los ojos, el cuerpo o con distintas técnicas de respiración.

Se pueden encontrar mudras en diferentes tradiciones de todo el mundo, como en la hindú, en la budista, en la cristiana y en la mayoría de culturas antiguas. En el hinduismo, por ejemplo, se considera que hay 24 mudras principales que junto a las asanas se emplean en la meditación y en el yoga.

En la cultura china, a cada dedo le corresponde un meridiano, así pues, al juntar los dedos índice y pulgar se crea un circuito que produce un determinado efecto energético. Los dedos también representan los cinco elementos y las zonas reflejas del cuerpo que indican un determinado estado de cada órgano.

Cuando se entrelazan, cruzan, estiran o tocan determinadas partes de los dedos se activa la energía que circula hacia distintas partes del cerebro. La manera de enlazar las manos permite comunicarnos con los cuerpos sutil, mental y físico.

Los yoguis determinaron las zonas de reflejo en que se dividían las manos y cuál era su correspondiente con el cuerpo y el cerebro. Dado que cada zona del cerebro refleja diferentes emociones o comportamientos es fácil intuir que cuando se activa un lugar de las manos, esto tiene su correspondencia con alguna sensación cerebral.

Se debe escoger uno de los mudras y practicar con él una y otra vez. Esto es más aconsejable que no practicar con varios mudras al tiempo, cuyos efectos no serían tan perceptibles para

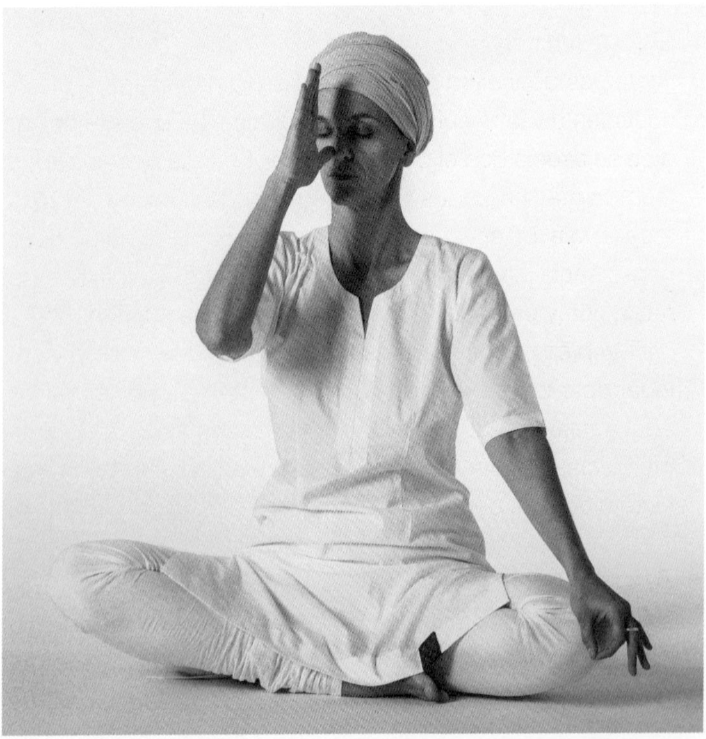

el practicante de yoga. Hay mudras que tienen un efecto sanador, otros están más orientados a la meditación, al misticismo o al crecimiento interior.

Hay personas que tienen la habilidad de practicar mudras mientras realizan actividades cotidianas como leer, ver la televisión o ir en transporte público, pero es aconsejable dedicar un tiempo al silencio y a la soledad para percibir los verdaderos efectos de un mudra. También pueden verse acompañados de visualizaciones, afirmaciones positivas o símbolos de Reiki.

Cuando se forma un mudra las manos deben estar relajadas, juntándolas de forma suave. No hay que hacer presión, es suficiente un leve contacto.

Gyan Mudra

Juntar los dedos índice y pulgar. Este gesto estimula el conocimiento y las habilidades personales. La energía del índice se asocia con el planeta Júpiter. Se trata de uno de los mudras más utilizados y que permite a la persona ser más receptiva a los estímulos externos. Simboliza la unión de la consciencia individual con la Consciencia Cósmica. Aporta relajación y potencia la memoria y la concentración.

También puede realizarse doblando el dedo índice y colocándolo bajo el dedo pulgar, de manera que la uña se apoye bajo la segunda articulación del dedo. Esta variante multiplica el poder del mudra y le muestra al cuerpo-mente el camino más corto.

Apan Mudra

Es también conocido como el mudra de la energía que afecta a la zona de la vesícula y al hígado. Se unen los dedos pulgar, anular y medio y se estiran los otros dos. Se debe encarar el mudra hacia el cielo, ya que funciona a la manera de una antena que capta energía celeste. Para que funcione como sanador debe dirigirse entonces hacia la zona del cuerpo que se desea sanar. Es muy útil por su función depuradora, ya que elimina las toxinas del cuerpo.

- *Shuni Mudra*

Se deben unir las puntas de los dedos corazón y pulgar. Este gesto dota a la persona de paciencia y capacidad de discernimiento. El dedo corazón simboliza el planeta Saturno, que representa la ley del karma, la capacidad para asumir responsabilidades y la valentía y fortaleza para llevar una tarea hasta el final.

- *Shankh Mudra*

Se juntan los cuatro dedos de la mano izquierda excepto el pulgar, que se lleva hacia delante. Los cuatro dedos de la mano derecha cogen el pulgar de la mano izquierda, juntando el dedo pulgar de la mano derecha con el índice de la izquierda. Este mudra trabaja sobre la zona del quinto chakra y está especialmente indicado para los problemas de garganta. Ayuda a tener una buena capacidad de comunicación, tanto a la hora de hablar como a la hora de escuchar. Si se sitúa a la altura del pecho o de la garganta el efecto del mudra se potencia.

- *Surya Mudra*

Se unen las puntas de los dedos anular y pulgar. Sus efectos están relacionados con un aumento de la energía, mejora de la salud y de la sexualidad y están relacionados con los beneficios del Sol.

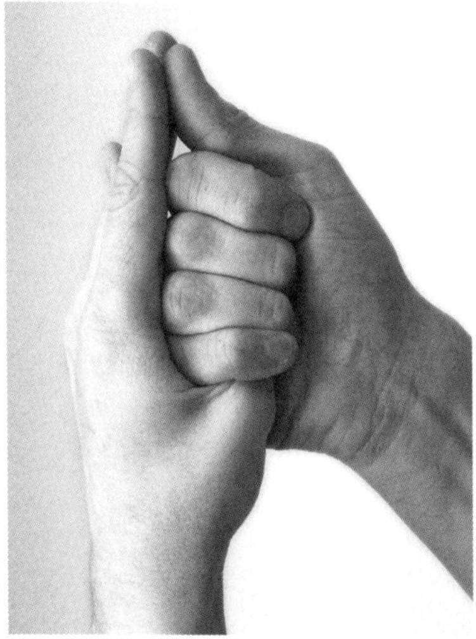

Yogui Ramakrishna

Bhūmi sparśa mudrā

El bhūmi sparśa mudrā ('gesto de tocar la Tierra', siendo bh mi: 'el planeta Tierra'; y sparsha: 'tocar') representa el momento cuando Buda resolvió el problema de acabar con el sufrimiento cuando se encontraba bajo el árbol en Bodh-Gaya. Usualmente representado por el Buda histórico y Aksobhya sentado en la posición del loto. La mano derecha toca el suelo con el dedo índice cerca de la rodilla derecha; la mano izquierda comúnmente descansando sobre la pierna con la palma hacia arriba.

Cerradura de Venus

Conecta los extremos positivos y negativo del monte de Venus de los pulgares, esto es, la zona más carnosa que hay en la base de cada pulgar. Se asocia a la imagen de sensualidad y sexualidad y equilibra el sistema glandular. Se puede aumentar su potencia cuando se apoyan las manos sobre el regazo y se adopta una postura meditativa y de gran concentración.

Se encaran las palmas de las manos y se entrelazan los dedos de manera que el meñique derecho quede en la parte de abajo. La punta del pulgar derecho ha de quedar sobre la membrana que une el pulgar izquierdo con el dedo índice. De esta manera se presiona con la punta del pulgar izquierdo sobre el bulto carnoso situado en la base del pulgar derecho.

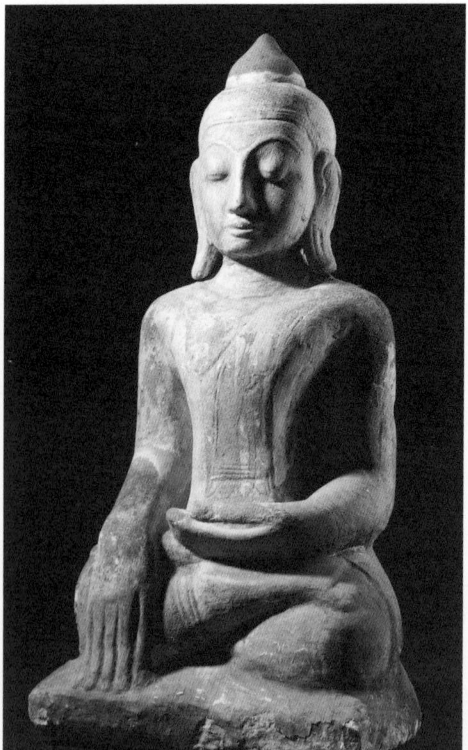

Bhūmi sparśa mudrā

Mudra de la oración

Las manos se unen imitando el gesto de la oración, de manera que los dedos de ambas manos se toquen y queden alineados. El lado positivo y el lado negativo del cuerpo se neutralizan y las energías quedan así compensadas.

Kubera Mudra

Este mudra puede servir para encarrilar la energía en una determinada dirección. Para realizarlo se juntan los dedos pulgar, índice y medio, mientras que los otros dos tocan la palma de las manos por su zona más centrada. Si se acompaña con una visualización creativa, este mudra multiplica sus efectos.

Zarpa de oso

La mano izquierda se coloca a la altura del pecho pero se encara hacia fuera, dejando que el dedo pulgar cuelgue hacia abajo. La mano derecha se coloca a la misma altura, pero mirando hacia la persona. Luego se entrelazan los dedos y se agarran las manos como si fueran dos zarpas, con los puños cerrados. Se trata de un gesto que estimula las funciones cardiacas y aumenta la concentración.

Mudra de Buda

La mano izquierda se coloca sobre la derecha, sin dejar espacio entre los dedos y las manos, luego se apoyan en el regazo y se encaran las palmas hacia arriba en una postura meditativa y de gran concentración. Las yemas de los dedos pulgares han de formar un triángulo. La energía fluye a través de los nadis o canales psíquicos hacia los brazos.

- *Ganesha Mudra*

  Con las manos en el pecho, la palma izquierda hacia fuera y la palma derecha está girada hacia el cuerpo, inspirar y tirar de las manos en sentido opuesto durante unos segundos varias veces. Luego cambiar la posición de las manos. Favorece la musculación de la zona torácica, estimula la actividad el corazón y refuerza la confianza.

- *Ksepana Mudra*

  En posición sentado, los índices señalan al suelo y si está tumbado a los pies, con las manos relajadas concéntrese en la respiración, expulsando la energía gastada. Reestablece la energía positiva y ayuda a la relajación de las tensiones.

Los bandhas

Bandha es una palabra que procede del sánscrito y que significa «cerrar» o «capturar». Son una parte esencial de la respiración, una especie de válvulas que trabajan de manera similar a como lo hacen las válvulas del sistema circulatorio, que impiden que la sangre que bombea el corazón retorne en sentido contrario.

Las bandhas regulan el flujo de prana o energía vital a través de los canales sutiles o nadis, evitando que se disperse y conduciéndola en un flujo interno continuo. Las bandhas tienen como función estabilizar e integrar la fuerza del cuerpo, la prana y la mente, mientras incrementan la vitalidad y la concentración.

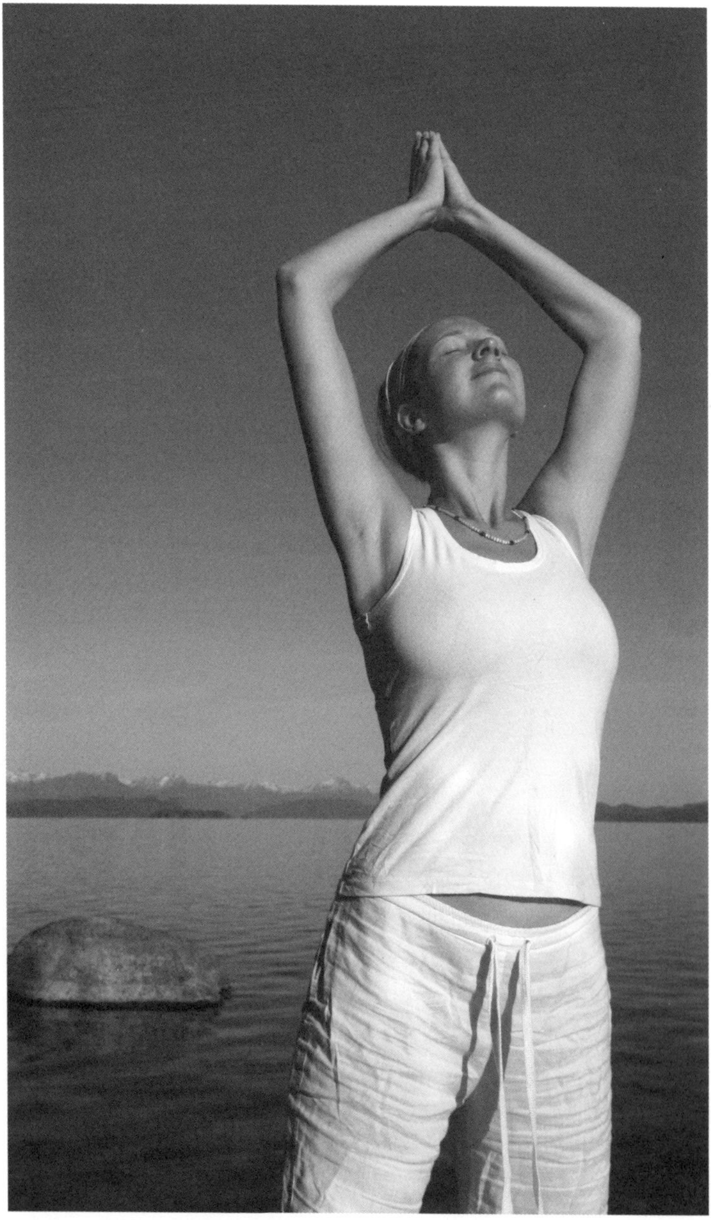

Las bandhas se suelen practicar después de cada ejercicio, aunque algunas también pueden practicarse mientras se están realizando. Las cerraduras se pueden realizar al inspirar o al espirar, ya que su efecto sobre el cuerpo-mente es muy grande.

Hay tres bandhas o cierres principales: Mul Bandha o cierre raíz, Uddiyana Bandha o cierre abdominal y Jalandhara Bandha o cierre de la garganta.

Mul Bandha o cerradura de la raíz

De las tres cerraduras corporales, esta es, sin duda, la más compleja. Se localiza en el piso pélvico y consiste en la activación de esta musculatura durante la ejecución de vinyasas y asanas a lo largo de la práctica. En los hombres, el asiendo de mulabandha se encuentra en el músculo perineo, localizado entre el ano y el escroto, mientras que en las mujeres se localiza junto al cerviz o cuello uterino.

Su función es coordinar, unir y estimular las energías que circulan por el recto, los órganos sexuales y el ombligo. Se emplea para transformar la energía sexual sobrante en creatividad y salud para el cuerpo. Este bandha suele emplearse al final de un ejercicio o serie de ejercicios a fin de que sus efectos tengan efecto durante bastante tiempo.

Se puede fortalecer este bandha con los conocidos ejercicios de Kegel, que consisten en apretar y soltar repetidas veces la musculatura del suelo pélvico, entrenándolo y fortaleciéndolo mediante tres series de diez repeticiones diarias, aumentando el número de series y repeticiones gradualmente.

Es un movimiento suave que consiste en contraer el ano y subir el esfínter anal hacia arriba, luego se contrae la zona que rodea los órganos sexuales. Para ello se sube y hunde ligeramente el hueso púbico, como si se quisiera retener la orina. Finalmente se contrae el abdomen inferior y se hunde el ombligo.

Mul bandha puede practicarse con los pulmones llenos o vacíos, pero en cualquier caso debe hacerse reteniendo la respiración.

Al ejecutar esta bandha, se mezclan las energías prana y apana en la zona del ombligo. La cerradura desvía el flujo descendente de apana hacia el primer chakra. En el momento de su ejecución la energía queda obstruida y no le queda más remedio que subir hacia el ombligo, donde se encuentra la energía pránica. Al mezclar estas dos energías se genera un calor interno que abre el canal central de energía que recorre la columna.

Uddiyana bandha o cerradura del diafragma

Se podría traducirse como «vuelo ascendente» y alude al efecto que produce la energía en el abdomen inferior. Se realiza exhalando todo el aire y llevando el abdomen completamente hacia dentro mientras se levanta el diafragma.

El tórax y el abdomen están separados por el diafragma. Por debajo de este, las funciones son más inconscientes, intuitivas y reactivas, mientras que en la zona del tórax las reacciones son más conscientes y flexibles.

Para aplicar esta bandha es necesario sentarse en una postura cómoda y con la espada bien erguida. A continuación se contrae la región abdominal, proyectando el pecho hacia fuera, empujando la columna hacia delante por la zona lumbar. Esta postura debe tratar de mantenerse al menos durante un minuto, luego relajar el abdomen e inspirar poco a poco.

Esta bandha se asocia con la jovialidad y el retraso del envejecimiento, ya que estimula la depuración y proporciona un masaje interno que afecta al corazón y a los intestinos. Además, reactiva la energía del plexo solar, lugar donde radica el elemento fuego. Al practicarlo con regularidad se potencian características como la bondad, la compasión o la paciencia.

- *Jalandhara Bandha o cierre de la garganta*

Se trata de la bandha más utilizada ya que se emplea durante las meditaciones cantadas y durante la mayoría de ejercicios de Pranayama. Para realizarla se debe llevar la barbilla hacia dentro en dirección al punto medio entre las

Los nadis

Los nadis son canales del cuerpo sutil a través de los cuales fluye el prana o energía vital. En la práctica del yoga se cree que ciertas asanas permiten —junto a la ayuda de la respiración o Pranayama— que la energía vital fluya mejor por el cuerpo humano. La obstrucción de los nadis traería consigo la mala salud. En cambio, se pueden liberar las obstrucciones mediante el empleo de algunas prácticas tántricas.

clavículas. De esta manera se evita que se escape el prana hacia arriba y previene una subida brusca de prana a la cabeza. Se puede aplicar al retener la respiración, con los pulmones llenos o vacíos.

Para realizarla hay que buscar una postura cómoda, con la columna bien recta. El pecho y el esternón deben proyectarse hacia fuera mientras se acerca la barbilla al pecho.

Los efectos son diversos, entre ellos se estimula y equilibra la glándula tiroides conduciendo la energía pránica al canal central situado detrás del cuello. Al aplicar la cerradura, el corazón se serena y la energía vuelve a fluir de manera natural. También se aumenta la concentración de la glándula pineal y del hipotálamo, lo que favorece su interacción.

Los chakras

Los chakras son centros de energía que se sitúan en distintas partes del cuerpo humano. La palabra significa «círculo» o «disco» en sánscrito y ya se menciona su existencia en los Upanishad o textos sagrados hinduistas del siglo II d.C.

La velocidad a la que giran los chakras depende del nivel de energía del sistema y sirven de puente entre la energía física y la materia sutil.

Cada chakra posee características y atributos propios, tienen su propio color, su nota musical, su vibración específica, además de su propio símbolo. Su disposición en el cuerpo es la misma que la de los colores del arco iris, de arriba abajo: rojo, naranja, amarillo, verde/rosa, azul, índigo, violeta/blanco.

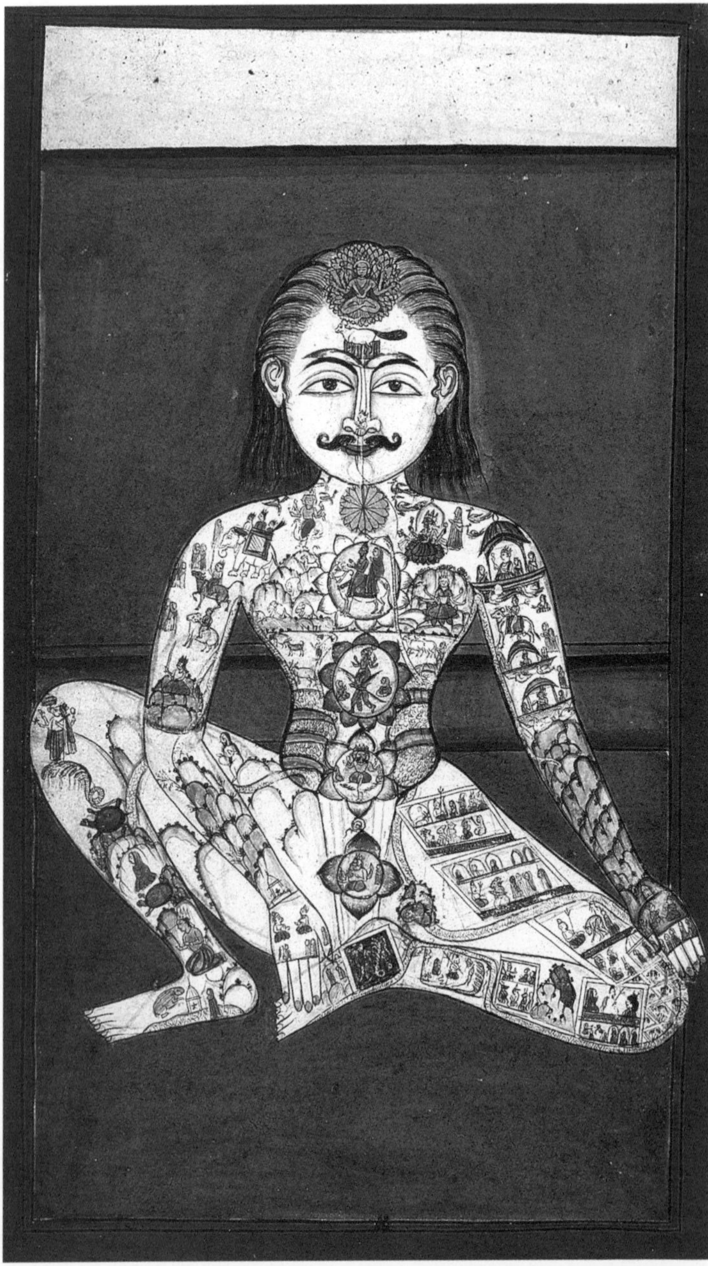

La función de los chakras es transportar la energía vital al núcleo de todas y cada una de las células del cuerpo humano a través de los tres canales principales —o nadis— por los que circula la energía pránica: Ida, Pingala y Sushmana.

Estos tres canales de energía convergen en seis puntos y cada uno de ellos forma un chakra. El séptimo chakra, situado en la corona, es el encargado de conectar con la conciencia universal, la puerta que conduce a la liberación.

La salud y los problemas están relacionados directamente con estos puntos energéticos, ya que controlan las emociones. Cuando no es está en armonía en el campo emocional y se ignoran las señales que miedos, tristezas, estrés o angustias producen en el organismo, se produce un desequilibrio que traerá como resultado enfermedades en el cuerpo físico. Toda enfermedad se manifiesta siempre primero en el plano emocional.

Cada chakra se corresponde con determinado nivel de conciencia y todos guardan una relación directa con el sistema glandular que controla las emociones, los pensamientos y los deseos.

El primer, segundo y tercer chakra se relaciona con el ser instintivo que las personas llevan dentro de sí, mientras que el tcarto, quinto y sexot chakra afectan a los aspectos más espirituales del Ser.

Primer chakra (Muladhara)

Asociado con el color rojo y el elemento tierra, está ubicado en la base de la columna vertebral, por lo que puede decirse que es la raíz de todo, aquello que otorga arraigo físico y emocional. Queda muy oculto al espíritu ya que está totalmente envuelto por ilusiones y sentimientos de separación y soledad. En él anidan los hábitos, los temores y el comportamiento instintivo necesario para la supervivencia. Es la energía que da estabilidad material y emocional y se relaciona con el intestino, las piernas, los pies y la base de la columna.

Si el primer chakra es débil, aparecen problemas psicológicos como la depresión, la pena o la inseguridad.

Segundo chakra (Svadhisthana)

Vibra en color naranja y es el encargado de permitir abrirnos a la vida. Su elemento es el agua y se relaciona con las caderas, los riñones, los órganos reproductivos y la vejiga. Si el chakra es fuerte, el mundo parece apasionante, en cambio su debilidad propicia una actitud desapasionada. Es la apertura permanente, la aceptación del cambio, el disfrute de las experiencias sensoriales.

Se sitúa en el abdomen, a medio camino entre el pubis y el ombligo y sus funciones básicas son la creatividad y la procreación. Se ocupa de controlar los líquidos del cuerpo humano: la circulación de la sangre, la producción de orina, el flujo menstrual o la producción del líquido seminal.

Tercer chakra (Manipura)

Se asocia al color amarillo y está ubicado en el plexo solar. Sus funciones se relacionan con el sistema digestivo y con el fuego interior de cada uno. Su elemento es el fuego.

Está vinculado con la zona del ombligo y representa la fuerza motriz que impulsa la actuación. Un chakra fuerte impulsa el entusiasmo y la expresividad. Cuando se bloquea la voluntad, la zona del plexo solar se tensa y el chakra deja de liberar energía, por lo que entonces contiene los sentimientos, las necesidades y las motivaciones.

Este tercer chakra contiene las emociones en bruto. Su pulsión ayuda en la toma de decisiones y a enfrentarse a los riesgos, a establecer límites y necesidades ante nosotros mismos y ante los demás.

Cuarto chakra (Anahata)

El chakra del corazón actúa como un punto de equilibrio entre el mundo físico y el mundo espiritual, al que están unidos los anteriores chakras. Su elemento es el aire y se relaciona directamente con las vías respiratorias.

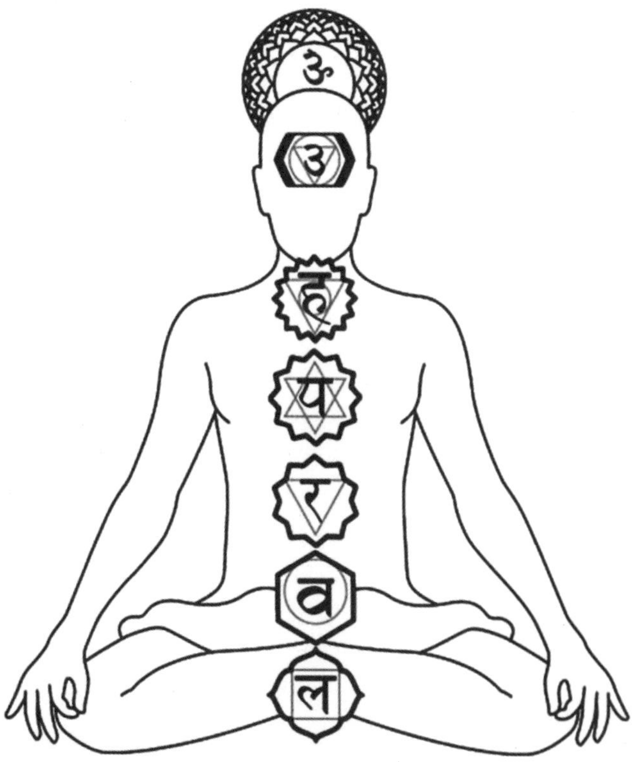

Representa la expresión de los sentimientos, la compasión y la capacidad de amar. Es el equilibrio perfecto entre las energías superiores del cielo y las energías inferiores de la tierra. Aporta una energía especial en forma de compasión universal e incondicional.

Se halla en el centro del esternón y controla el sistema inmunitario y los pulmones. Se relaciona con la habilidad para curar y promover el cambio.

Quinto chakra (Vishuddha)

Relacionado con la purificación, ayuda en el camino para encontrar la conciencia y es también la voz del espíritu. Su vibración es azul turquesa y su elemento es el éter.

Se ubica en la zona de la garganta y controla la comunicación verbal y el sentido del oído. Tiene influencia sobre la glándula tiroides. Si es un chakra fuerte, la voz suena poderosa y firme, mientras que si es débil sonará baja y miedosa.

Es el centro energético de la creatividad y la comunicación y sus vibraciones tienen poder sanador.

Sexto chakra (Ajna)

Su elemento es la luz y su color el índigo. Localizado en lo que la tradición india llama «el tercer ojo», en la frente, justo entre los dos ojos, el lugar de contacto con otros niveles de conciencia. En él convergen los principales canales energéticos (Ida, Pingala y Sushmana) y se encarga de la visualización. Se manifiesta directamente a partir del pensamiento. Cuando despierta, se alcanza un grado tal de conciencia que es posible comunicarse con el Ser interior, con la fuente de sabiduría que todos llevamos dentro.

Sus cualidades afectan a la memoria y a la capacidad de concentración. Propios de esta rueda energética son la imaginación, la creación artística, los sueños y el poder la de las visualizaciones.

Séptimo chakra (Sahasrara)

Es el chakra de la conciencia pura. Asociado al color violeta, su energía también puede ser de color blanco. Ubicado en la corona, tiene el don de representar la espiritualidad. Se asocia a la glándula pineal y se caracteriza por la humildad, la entrega y la reverencia al infinito. El budismo, el sufismo, el hinduismo y el yoga tienen como base el despertar del chakra corona ya que representa la capacidad de las personas de alcanzar la Iluminación. Su elemento es el pensamiento por lo que sus energías vibracionales permean con otras fuerzas vitales para recrear las experiencias.

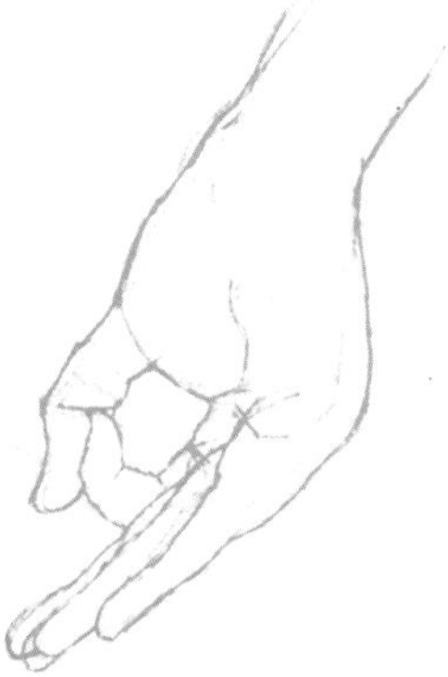

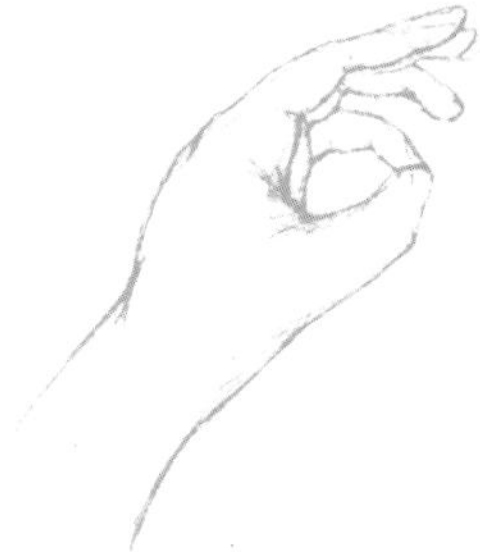

3. Las posturas básicas

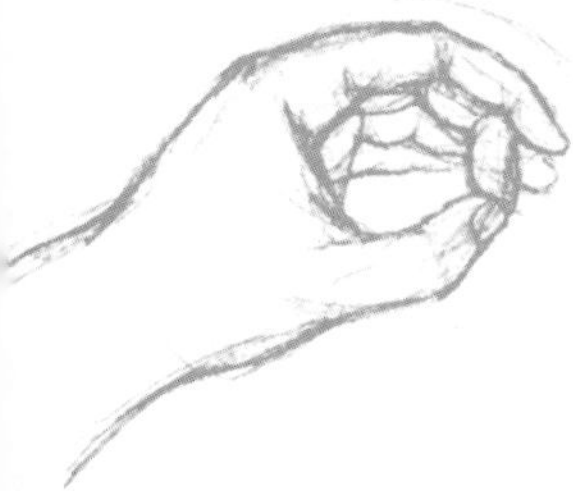

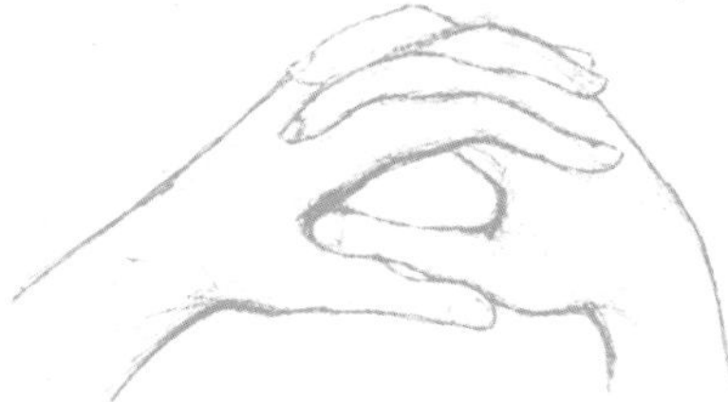

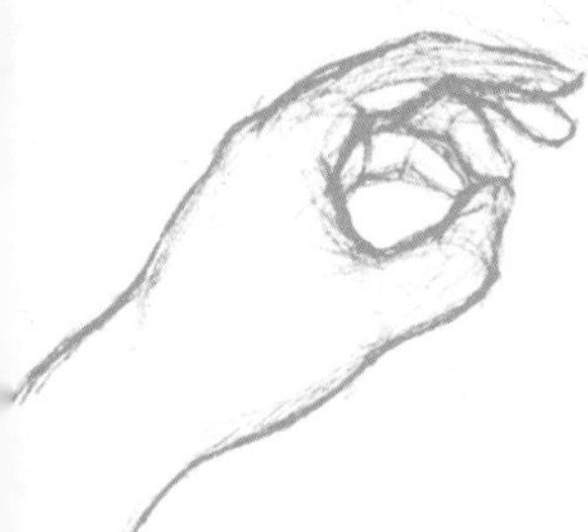

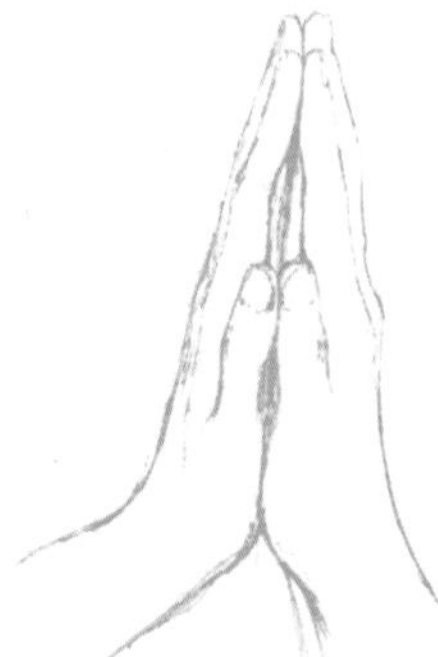

Antes de empezar

Antes de iniciar una sesión de Kundalini yoga se debe recitar como mínimo tres veces al Adi mantra, lo que permite establecer un alto grado de concentración y enlazar con la chispa interna que activa la energía Kundalini. Esta energía es la que pasa de una persona a otra, del maestro al alumno. La persona que recita el mantra se torna más receptiva a los mensajes de su cuerpo y le conecta con una larga generación de maestros espirituales que le han precedido.

La persona debe sentarse de una manera cómoda, con la espalda bien erguida. A continuación se deben frotar las manos para estimular las terminaciones nerviosas y luego formar el mudra de la oración, apoyando los pulgares en el esternón. De esta manera se promueve el equilibrio interior, ya que se regulan el hemisferio lógico y el intuitivo. Después, se presiona con los pulgares hasta sentir los latidos del corazón mientras se cierra los ojos y la concentración se centra en el punto de la frente. A fin de apaciguar la mente se realizan tres inspiraciones profundas por la nariz.

El mantra puede recitarse entonces, bien sea con la voz o mentalmente, aunando este ejercicio con la respiración. De esta manera se soporta mejor la realización de las asanas y se potencian sus efectos beneficiosos.

Todo ello sirve para tomar conciencia del cuerpo. A partir de aquí ciertos movimientos rítmicos le servirán para ganar agilidad y cambiar de una postura a otra con mayor agilidad. Cuanto más se practica un ejercicio, mayor velocidad se gana.

El poder de la relajación

Tras una serie de ejercicios debe imponerse un momento de relajación. Durante unos pocos minutos es importante observar los efectos que las asanas han tenido sobre el propio cuerpo. Debe adoptarse una postura cómoda, estirado boca arriba o boca abajo y sentir que todo el cuerpo se destensa en una completa entrega. Luego, respirar larga y profundamente por la nariz y dejar que el cuerpo se vaya equilibrando.

Antes de empezar la meditación debe practicarse una relajación profunda practicando la postura del muerto. Es un momento único, en el que cae la tensión sanguínea y las preocupaciones se alejan de la mente. El tiempo de una relajación profunda debe estar sobre los diez minutos, al cabo de los cuales el cuerpo debe ir despertando. Primero moviendo lentamente los dedos de las manos y los pies, luego haciendo movimientos rotatorios con las muñecas y finalmente flexionando las piernas y llevándolas contra el pecho, balanceando la columna a un lado y a otro.

Todos los ejercicios deben finalizarse inspirando y reteniendo el aire. A partir de aquí debe aplicarse la cerradura de la raíz: contraer los músculos del ano, órganos sexuales y ombligo.

Las posturas sentadas

Sentados, realizar giros de columna, flexiones hacia delante y hacia atrás.

- **Actúan sobre la columna vertebral, los órganos de la digestión y los pulmones.**
- **Mejoran la relajación y la capacidad de concentración.**

Sukhasana o Postura fácil

Sentado en el suelo, apoyar la planta del pie derecho en la parte interior del muslo izquierdo, y la planta del pie izquierdo en la espinilla del derecho. Con un poco de práctica se consigue relajar las rodillas al punto que toquen el suelo. Es mejor sentarse al principio sobre un cojín o una esterilla, de manera que las nalgas permanezcan elevadas y la columna se mantenga recta.

Postura del loto

Es una variante de la postura fácil. Se coloca el pie izquierdo sobre el muslo derecho y el pie derecho sobre el muslo izquierdo. A continuación se estira la columna y se proyecta el pecho, empujando las lumbares ligeramente hacia delante. Es la postura más adecuada para iniciar la meditación profunda. Existe una variante a esta postura, que es la postura de medio loto donde, en vez de dejar el pie apoyado sobre la espinilla, se cruza por encima del muslo de la otra pierna.

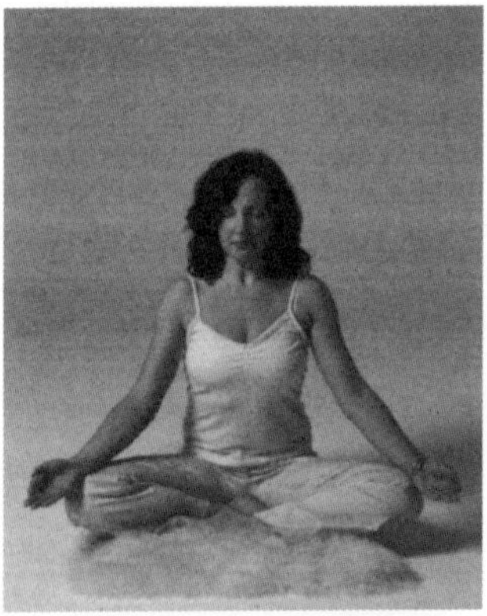

Sukhasana o Postura fácil

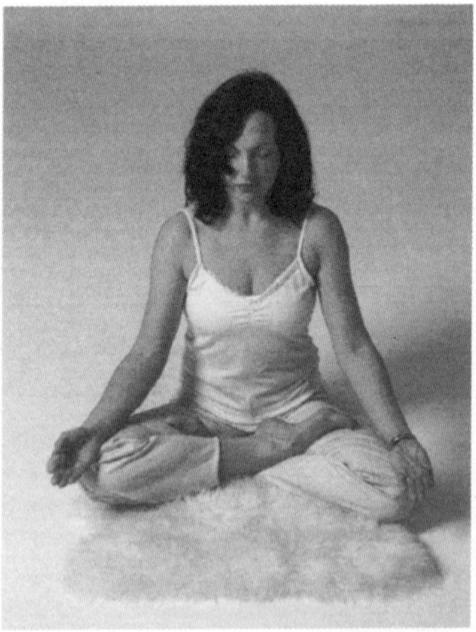

Postura del loto

Postura de rodillas

También conocida como Vajrasana, es muy conocida entre los maestros de yoga por sus conocidos efectos beneficiosos en el aparato digestivo. Además de equilibrar, fortalece el organismo. Para realizarla, es preciso sentarse de rodillas, con la columna bien erguida y con el empeine tocando el suelo y apoyando las nalgas en los talones. Estos ejercen presión sobre los nervios que circulan por cada nalga.

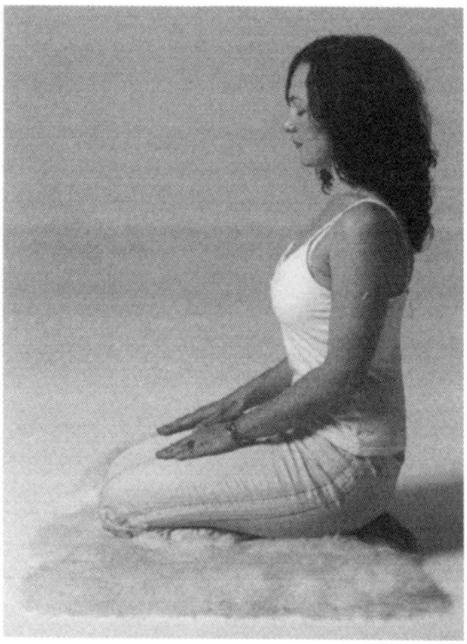

Postura de rodillas.

Postura del muerto

También conocida como Shavasana, es una postura ideal para relajarse. Para ello el cuerpo debe estar recostado boca arriba, separando ligeramente las piernas y aflojando los tobillos de manera que caigan hacia fuera. Los brazos deben permanecer extendidos junto al cuerpo, los hombros relajados, la boca semiabierta y ninguna parte del cuerpo en tensión. Esta postura equilibra el cuerpo y la mente, restaura la energía y equilibra el sistema nervioso, además permite una respiración profunda y relajada.

Postura de la mariposa

También conocida como Baddha konasana, es una postura que tonifica el suelo pélvico, aumenta la flexibilidad de la cadera y regulariza el sistema reproductor y urinario. Para las mujeres resulta especialmente útil para corregir desarreglos menstruales.

Con el cuerpo sentado en el suelo, se juntan las plantas de los pies y los talones lo más cerca posible de la pelvis. Con la columna bien erguida, se levanta la zona lumbar y se empuja la pelvis hacia delante.

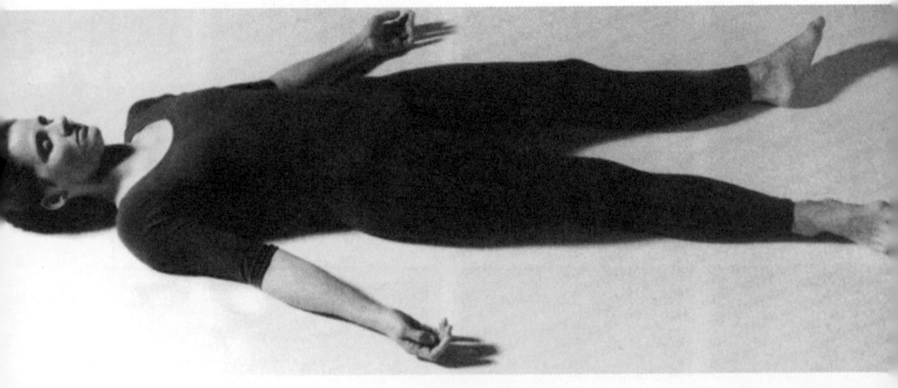

Postura del muerto

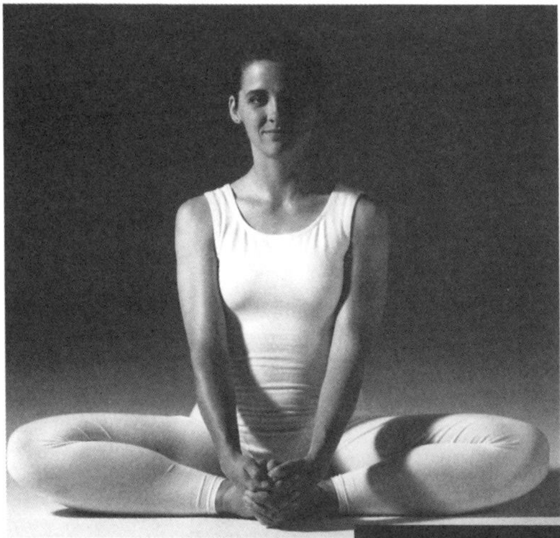

Postura de la mariposa

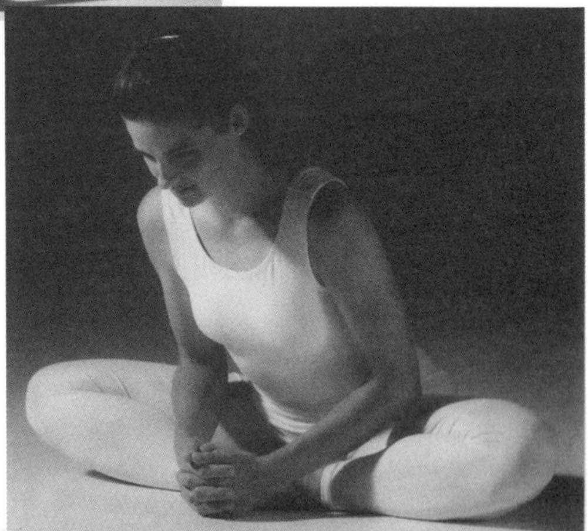

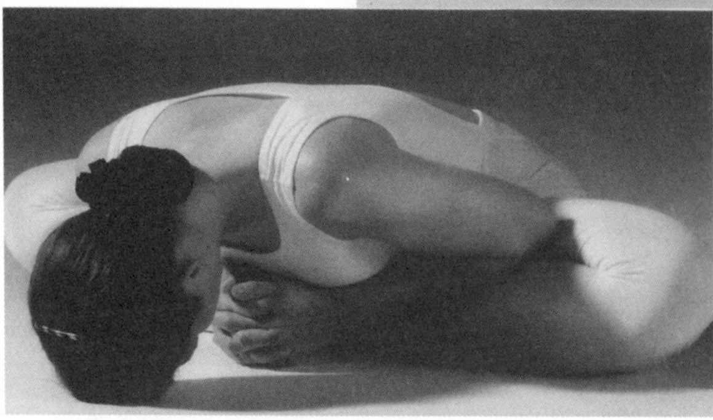

Estiramiento hacia delante

Con las piernas abiertas al máximo, inspirar profundamente y, al espirar, bajar el tronco hacia el pie izquierdo primero y luego hacia el pie derecho. Este ejercicio sirve para estirar el nervio vital. Su principal beneficio es desarrollar la flexibilidad de las caderas, de la parte inferior y media de la espalda y de la parte posterior de los muslos.

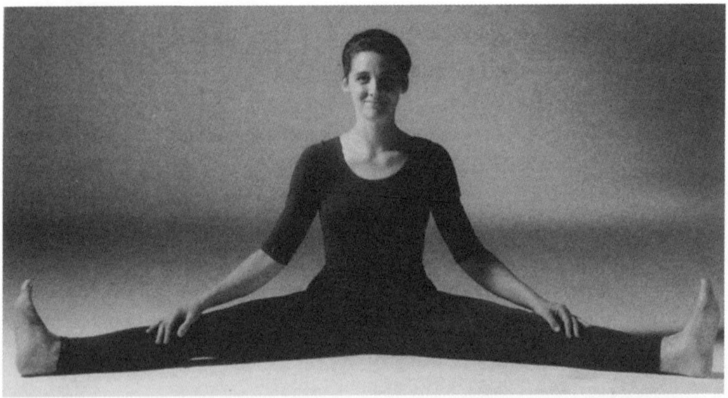

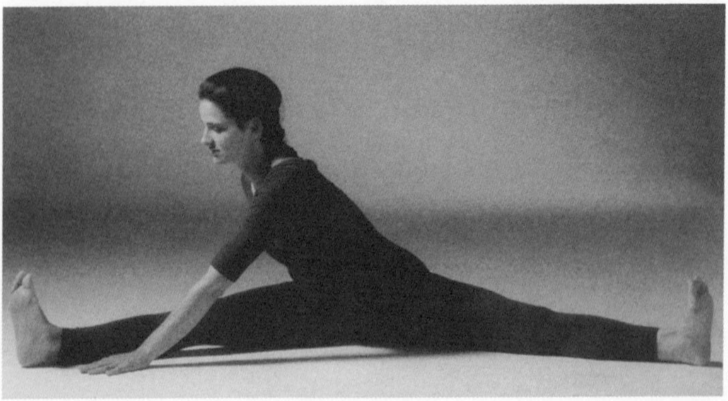

Postura de la rana

En esta postura se consigue estirar los cuádriceps así como los músculos de la parte interna y las ingles. El cuerpo descansa sobre las rodillas a ambos lados con los dedos gordos de cada pie tocándose por debajo de las nalgas. La columna debe estar bien erguida. En el momento de realización de esta postura, el cuerpo debe hallarse calmado para alcanzar un alto grado de concentración.

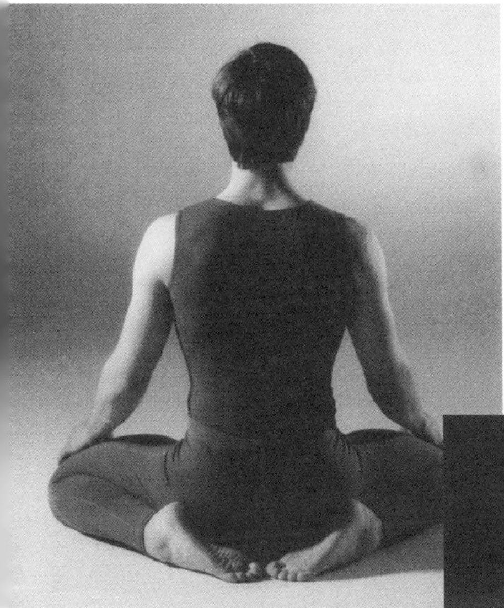

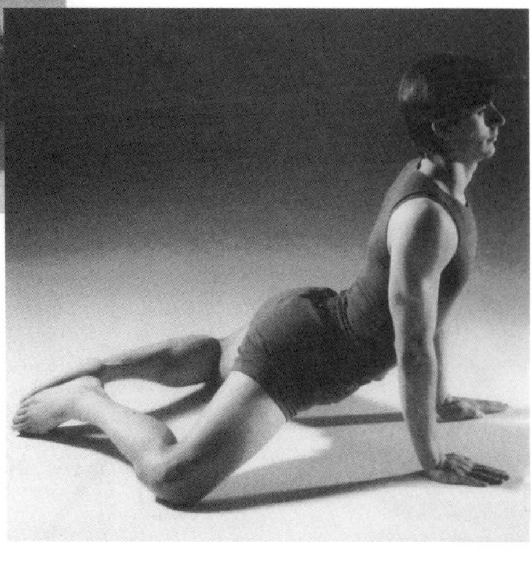

Postura del bastón

Es una postura que corrige las alineaciones, fortalece la zona lumbar y favorece la posición de pelvis y columna.

Se trata de la postura base para otras posturas sentadas. Con las piernas juntas y estiradas de frente, se sitúan las puntas de los dedos de las manos en el suelo, ligeramente detrás de las caderas. Tras realizar una profunda inspiración, levantar la zona lumbar y estirar hasta la coronilla. Continuar respirando mientras se presiona la parte de atrás de las piernas contra el suelo, flexionando los tobillos y estirando hacia los talones. El pecho y las costillas se levantan mientras se llevan los hombros hacia atrás y hacia abajo. Mantener esta postura mientras se realizan entre cinco y diez respiraciones.

Para favorecer la relajación muscular, se puede utilizar un cojín bajo los glúteos, siempre que se mantenga la curva natural de la espalda.

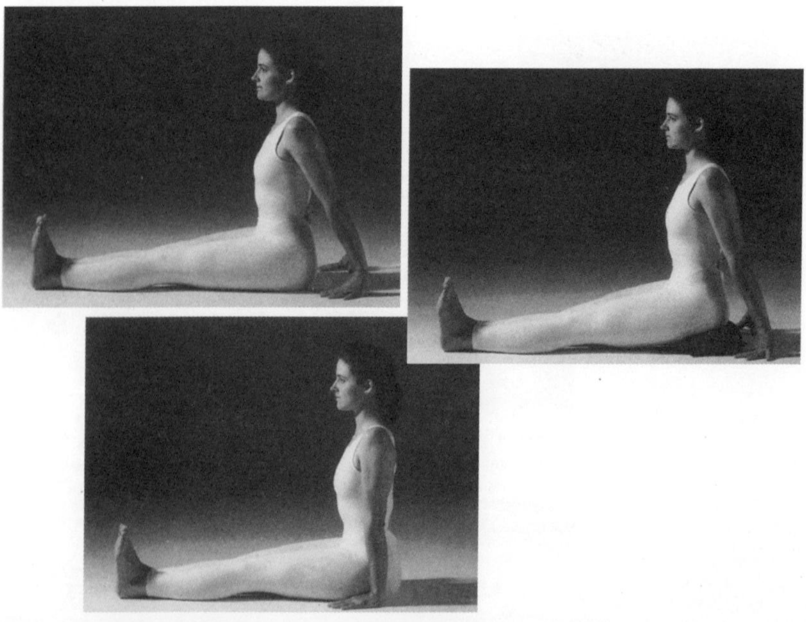

Postura de la cara de vaca

Esta postura erguida y estable facilita la respiración diafragmática y mejora la flexibilidad en hombros y cadera.

A partir de la posición sentada, se dobla pierna izquierda por debajo de la derecha y se coloca el talón izquierdo en el suelo, cerca de la cadera derecha. La pierna izquierda ha de quedar sobre la derecha de tal modo que el pie derecho quede junto a la cadera izquierda. Luego se pasa el brazo derecho por encima de la cabeza, se dobla el codo hasta que la mano toque la espalda y se una con la otra mano, lo más debajo de la columna posible.

En el caso de que las manos no se alcancen una con la otra, se puede utilizar una tira de tela o bien un cinturón. Sin estirar demasiado las articulaciones de los hombros, mover los codos hacia el eje de la columna y realizar varias respiraciones completas. Luego, separar las manos y las piernas.

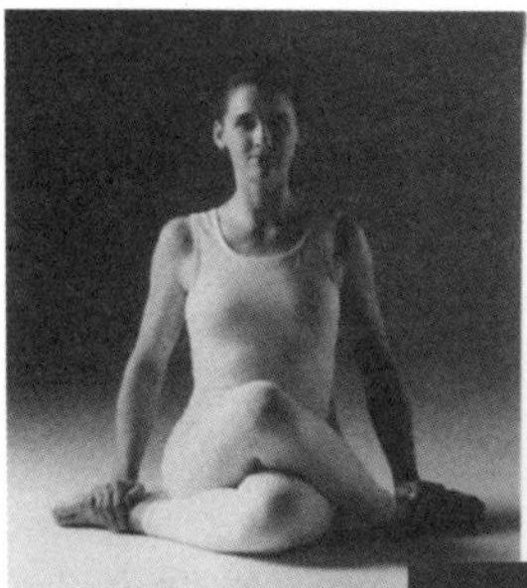

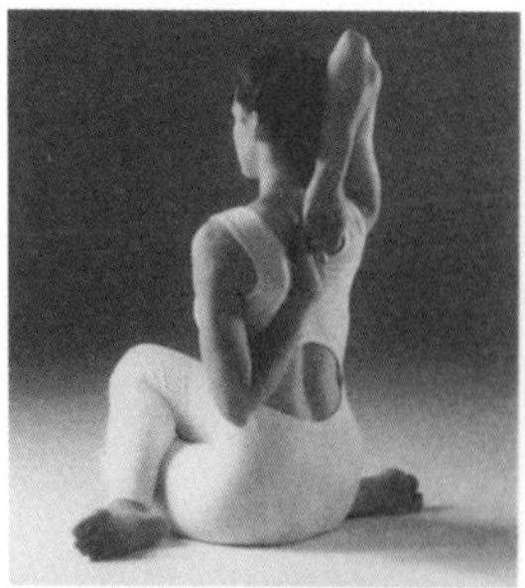

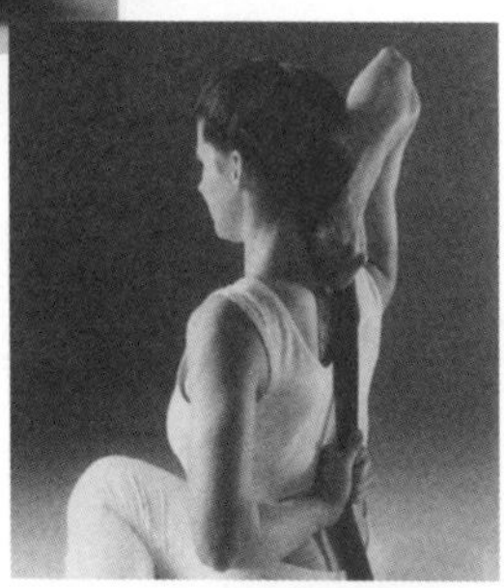

Postura del ángulo sentada

Se trata de una postura similar a la postura de la mariposa. También conocida como Upavishta konasana, al abrir la parte posterior de las piernas y la zona lumbar se consigue estirar los músculos abductores de la parte interna de los muslos y los bíceps femorales.

La posición de inicio es sentada, con las piernas estiradas hacia delante. A continuación separar las piernas, manteniéndolas estiradas y equidistantes del eje vertical del cuerpo. Las rodillas y los pies deben apuntar hacia arriba, mientras que la parte posterior debe presionar contra el suelo. Se sitúan las manos detrás de las caderas, se separan las piernas un poco más y se alinea la pelvis y la zona lumbar.

Descansar ambos manos sobre las piernas. Luego, llevarlas al suelo, levantar la parte inferior de la espalda e inclinarse hacia delante desde las caderas. Aguantar la postura, relajar el abdomen y estirar la parte posterior de las piernas hasta los talones.

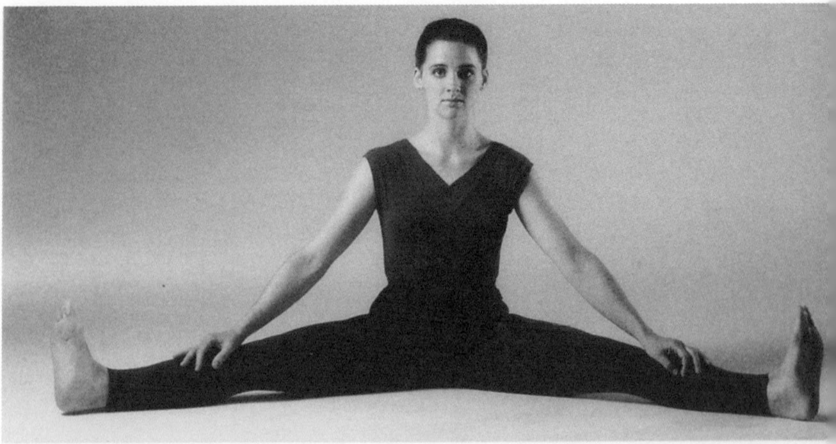

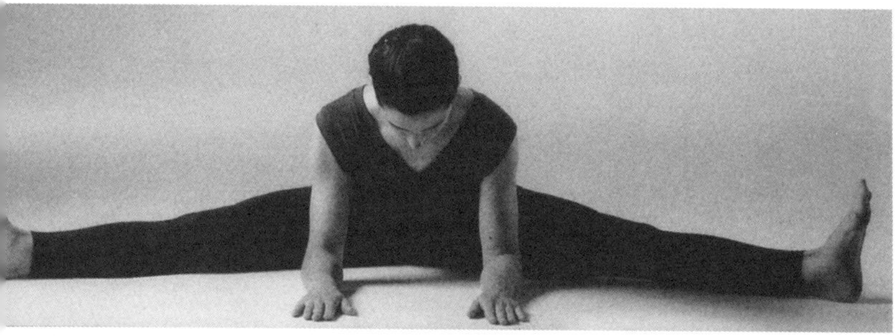

El sacro se eleva por el movimiento de la pelvis, mientras que el pubis es llevado abajo entre los muslos. Mantener entre cinco y diez respiraciones y profundizar un poco más en la postura.

Las posturas de pie

Sobre una pierna o sobre ambas, con flexión a la izquierda o a la derecha, con flexiones de rodillas.

- **Actúan sobre la musculatura de las piernas, sobre la musculatura pélvica y sobre la columna vertebral.**
- **Mejoran el sentido del equilibrio y el aplomo corporal.**

Postura del árbol

Se trata de una de las posturas más clásicas en el Kundalini yoga. Para realizarla se levanta el pie izquierdo y se apoya la planta en el muslo derecho, manteniendo las caderas rectas, los brazos alzados y las manos en el mudra de la oración. La mirada debe clavarse en un punto del suelo y la respiración debe ser larga y profunda. Se debe cambiar de pierna y repetir la postura del árbol cada quince segundos.

Esta postura favorece el equilibrio y la concentración, fortalece los músculos de piernas y pelvis, ensancha el pecho y los hombros y mejora la calidad de la respiración.

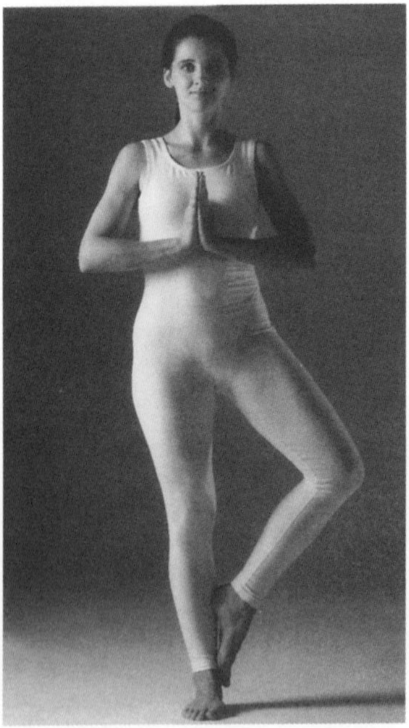

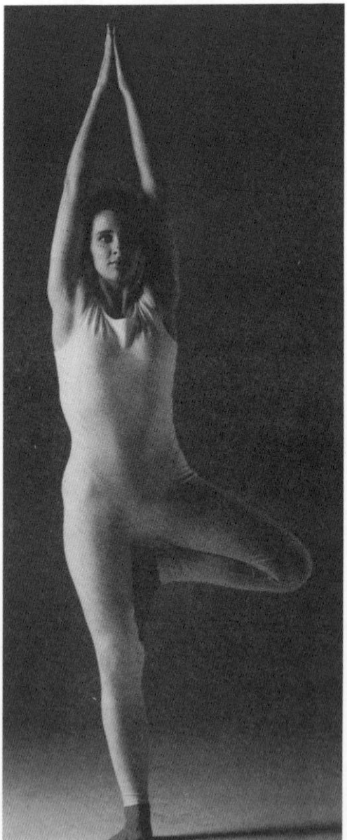

Postura de la montaña y estiramiento hacia arriba

Se parte de la postura Tadasana o postura de la montaña. Los pies se separan y se centra la concentración en el peso sobre los arcos de los pies. Llevar las palmas de las manos juntas hacia el corazón, manteniendo el gesto de la oración. Abrir y elevar el pecho ligeramente, cerrando los ojos y concentrándose en la respiración.

A continuación se abren los ojos, se hace una profunda inspiración y se levantan los brazos hacia los lados y por encima de la cabeza, girando las palmas de las manos cuando se llegue a la altura de los hombros. Mientras se elevan los brazos, se eleva el pecho y se mira hacia arriba con la nuca estirada. Las palmas de las manos presionan una contra otra o bien se mantienen enfrentadas.

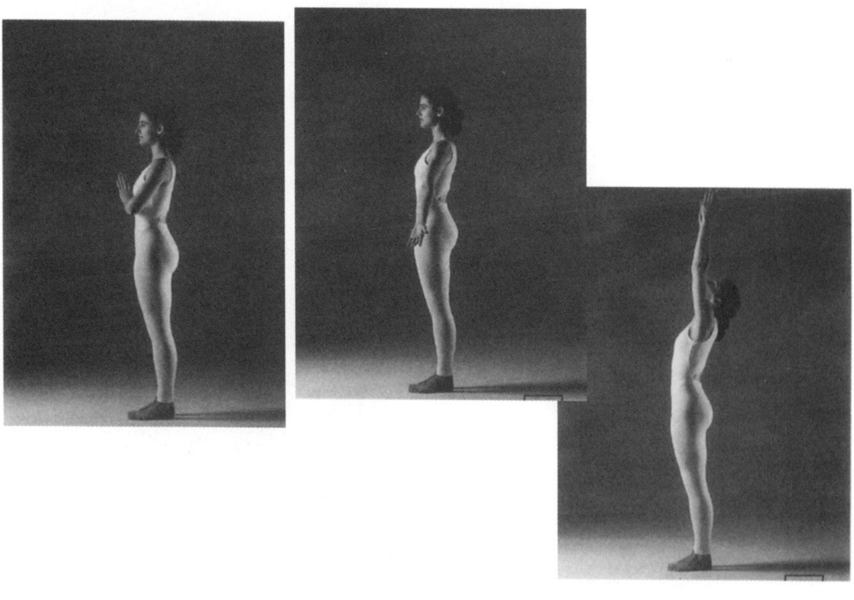

Postura del triángulo o Trikonasana

Desde la postura de la montaña, separar las piernas. El pie derecho gira 90º hacia la derecha y el pie izquierdo se mantiene ligeramente hacia dentro. El talón del pie derecho debe estar en línea con el arco del pie izquierdo, eso sí, manteniendo ambas plantas firmes en el suelo.

El cuerpo debe experimentar una sensación de apertura desde la parte frontal de la pelvis. Con un movimiento suave, se realiza una inspiración y se levantan ambos brazos, ensanchando el pecho.

El brazo izquierdo baja a continuación, colocando el antebrazo en la parte baja de la espalda. Al espirar se mueve la pelvis hacia la izquierda y los hombros hacia la derecha. Luego doblar progresivamente el cuerpo hacia la derecha colocando la mano de ese lado sobre la pierna izquierda, por arriba o por debajo de la rodilla.

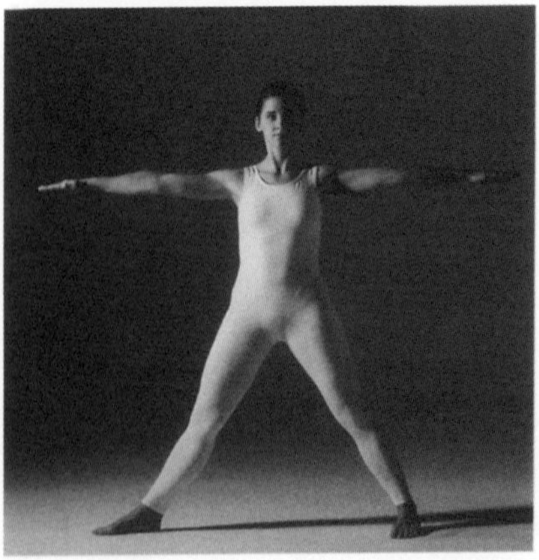

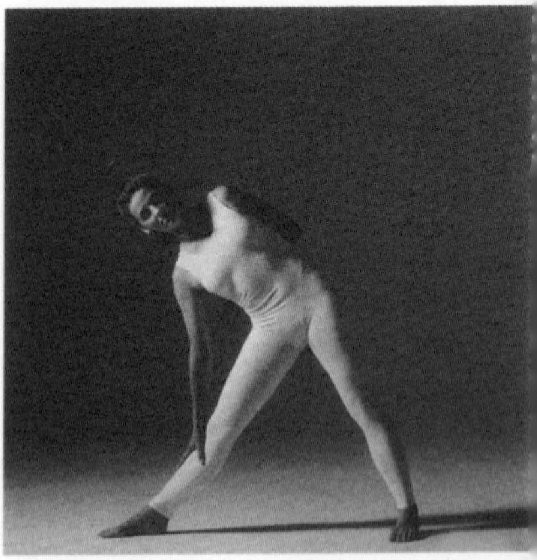

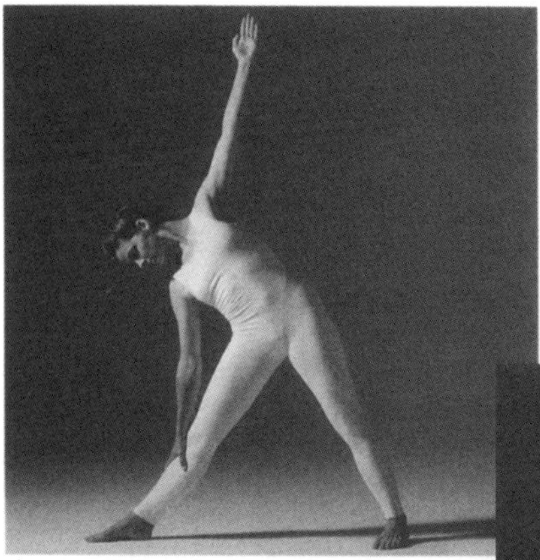

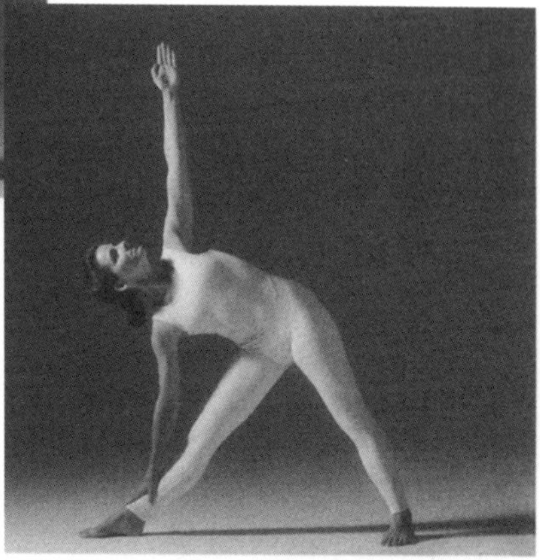

Girar la cabeza de manera que pueda ser visible el pie derecho y alinear el cuello con la pierna. Llevar la cadera izquierda hacia atrás. Elevar el brazo y extenderlo desde el hombro con la palma de la mano hacia delante. Relajarse, respirar y sentir cómo la parte frontal del cuerpo se expande.

Esta postura sirve para dotar de flexibilidad a la columna y a la articulación de la cadera. También sirve para alinear el sacro y la zona lumbar. La postura del triángulo integra la conciencia corporal, desarrollando la flexibilidad y la alineación estructural.

Postura del ángulo

También conocida como Parshvottanasana. De pie, con los pies separados unos 90 cm, el pie derecho gira hacia la derecha mientras que pie izquierdo debe torcer hacia dentro. La pelvis y el torso deben estar en la misma dirección que la pierna derecha. Luego, se llevan los brazos a la espalda y se sujeta la muñeca derecha con la mano izquierda.

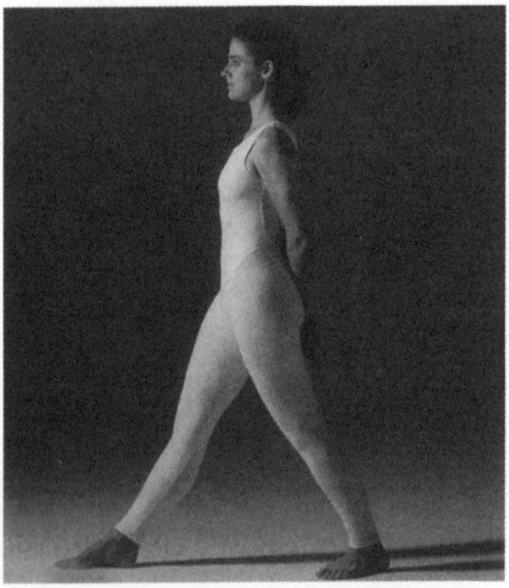

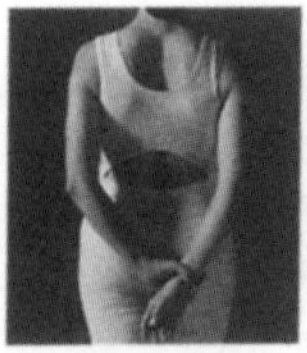

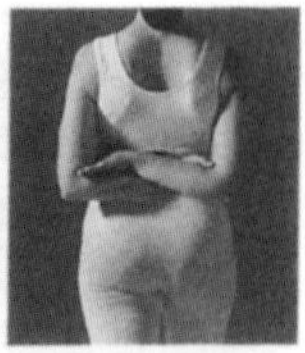

A continuación girar la pelvis un poco más a la derecha y adelantar la cadera izquierda hacia delante y la derecha hacia atrás. Estirar la columna, levantar el pecho y la mirada. Tras espirar, inclinar la cadera hacia delante hasta que la parte superior del cuerpo quede paralela al suelo. Elevar la cadera y estirar los bíceps femorales. Si se puede dar un paso más allá, estirar la columna e inclinarse un poco más, levantando la rótula de la rodilla derecha y liberando la resistencia de los bíceps femorales. Es fundamental mantener el equilibrio mientras el cuerpo baja, por lo que es factible colocar las manos en la pierna, en el suelo o un lado del pie. Estirar y llevar abdomen, pecho y cara hacia la pierna.

Esta asana da fortalece y flexibilidad a piernas y pelvis, además de estirar los bíceps femorales y mejorar el equilibrio.

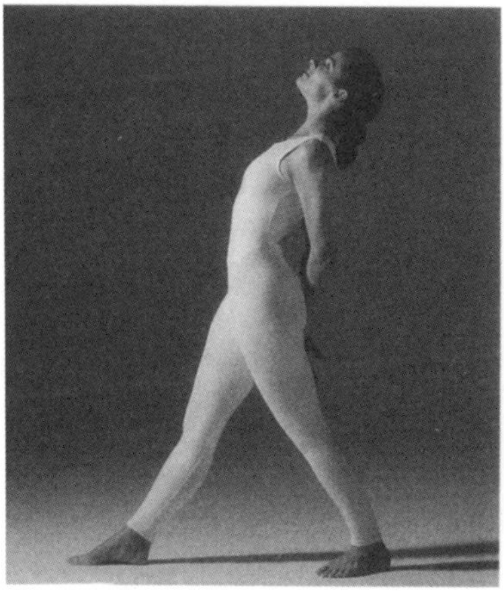

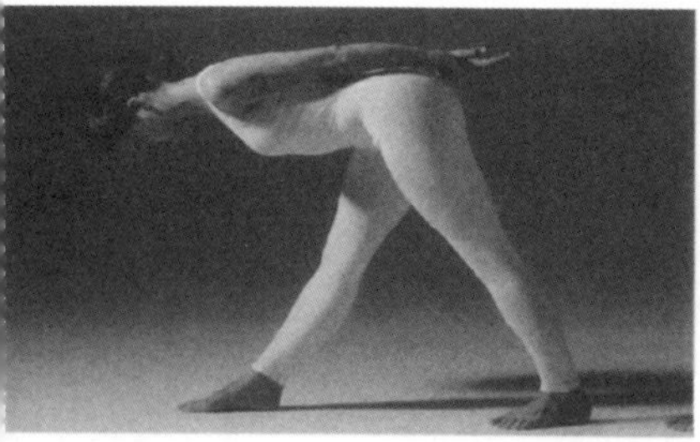

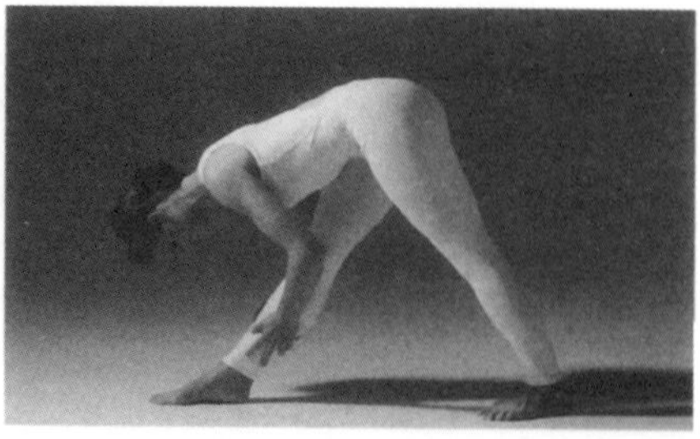

Postura del ángulo lateral

Esta postura incrementa la movilidad de la articulación de la cadera, fortaleciendo los cuádriceps y estirando los músculos de todo el cuerpo.

Desde la posición derecho, y con los pies separados, girar el pie derecho unos 90º y el izquierdo un poco hacia dentro, con las caderas y el pecho apuntando hacia delante. Inspirar y espirar profundamente, doblando la rodilla derecha hasta situarla alineada con el tobillo. Relajar la respiración. A continuación estirar la columna y doblar hacia la derecha, descansando el antebrazo derecho en el muslo mientras se levanta el brazo izquierdo paralelo a la cabeza.

Luego, estirar desde el talón izquierdo hasta los dedos de la mano izquierda. La rodilla derecha debe estar alineada con el talón, de modo que el pie izquierdo presione el suelo completamente.

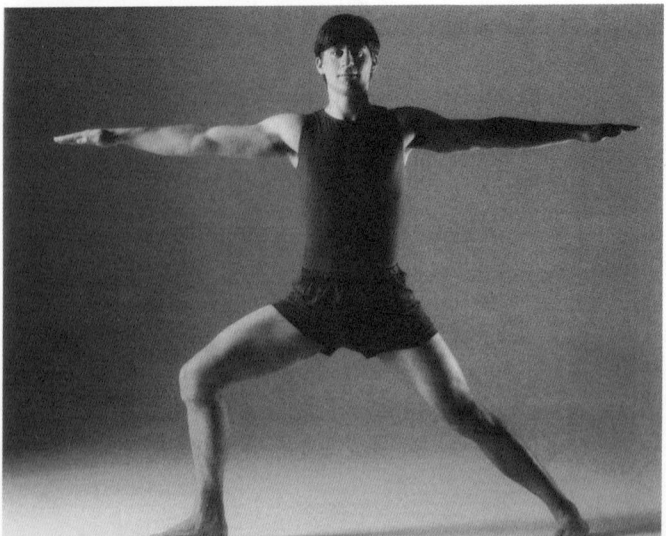

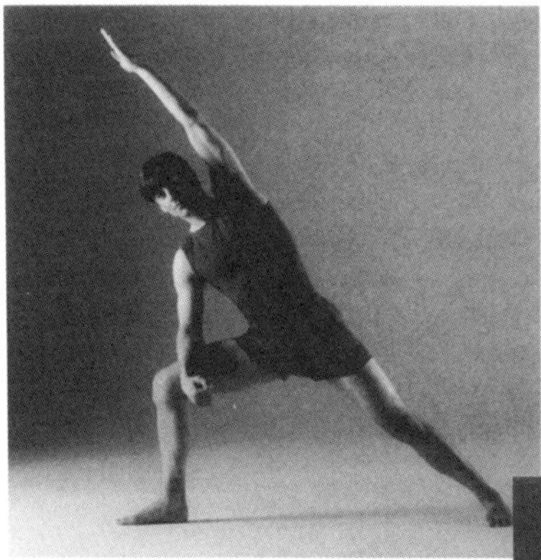

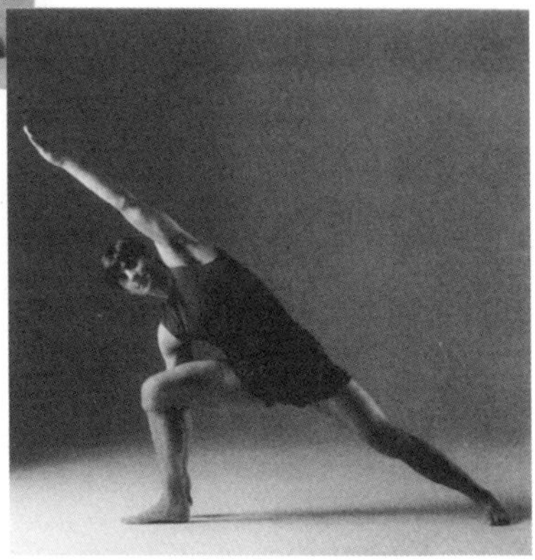

Al estirar, la parte interna de los muslos deben quedar lejos uno del otro. Luego, quitar el brazo derecho del muslo y colocar la mano en el suelo, por detrás del pie derecho. La cadera izquierda debe bajar hasta que esté en línea con el brazo y la pierna extendida. El abdomen debe estar distendido en todo momento, mientras el pecho se aleja de la pelvis. Estabilizar la respiración, presionar sobre la almohadilla del pie derecho, levantar el torso y estirar la pierna. Cambiar de posición los pies y repetir del lado opuesto.

Estiramiento del águila

Partiendo de la posición de pie, con la columna bien erguida, balancear con suavidad los brazos uno sobre el otro a la altura del pecho, tocando con el brazo que está arriba la articulación del codo que está abajo. Mantener los omoplatos hacia abajo y sentir cómo se ensancha la parte superior de la espalda.

A continuación doblar los codos y entrelazar los antebrazos de tal forma que las palmas de las manos queden juntas. Elevar los brazos y mover los codos hacia arriba y lejos del pecho. Aguantar la respiración unos segundos, relajarse y repetir con el otro brazo por encima.

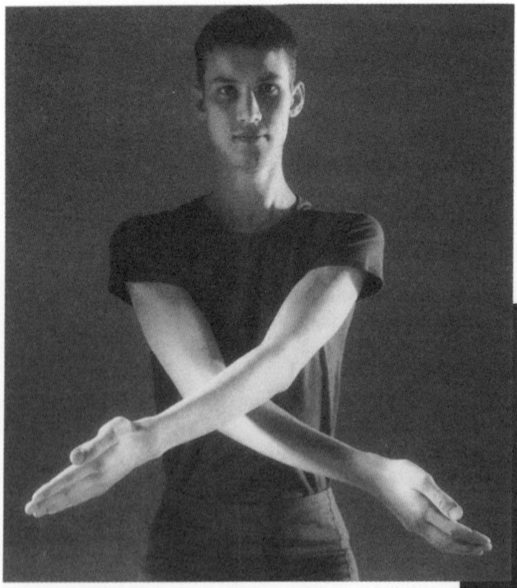

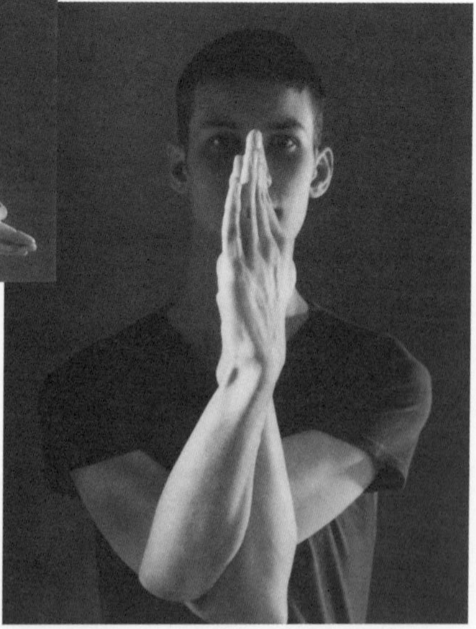

Las posturas tumbadas de espalda

Levantar las piernas con la espalda tumbada en el suelo, levantar las piernas y hacer la bicicleta.

- **Actúan sobre la musculatura del vientre, el plexo solar y la musculatura de la espalda.**
- **Mejoran la resistencia física y dotan de perseverancia.**

Rodilla apoyada en el pecho

Con la espalda bien apoyada en el suelo, se dobla la pierna derecha y se lleva hacia el abdomen ayudándose con las manos.

La pelvis y la pierna izquierda han de estar bien apoyadas en el suelo. Al sostener la rodilla derecha, debe hacerse con firmeza pero sin forzarla.

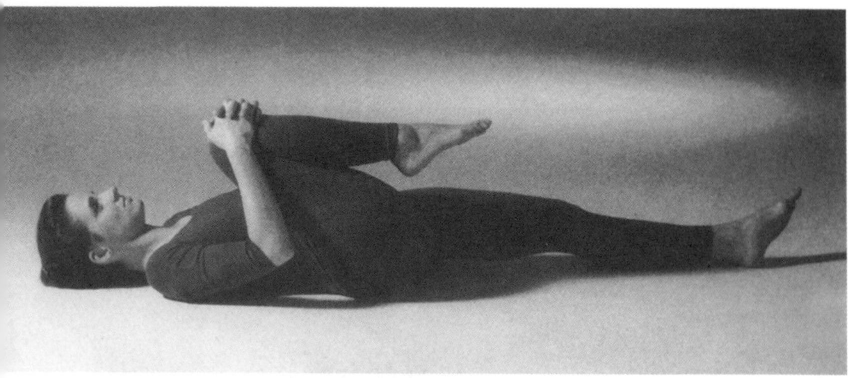

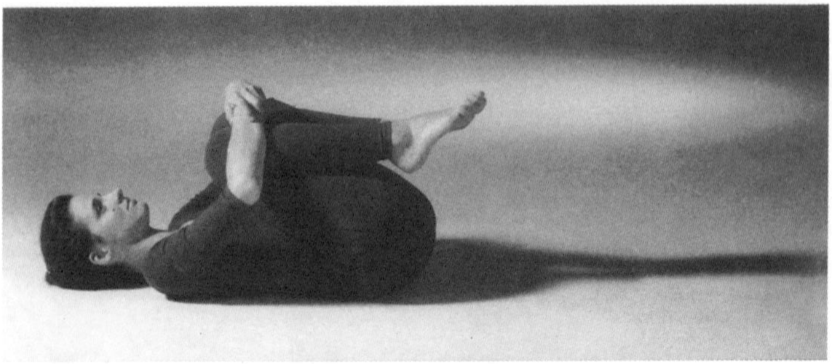

Se debe mantener la postura entre cinco y diez respiraciones y luego repetir del lado izquierdo.

Estiramiento de caderas recostado

Se trata de un estiramiento que se realiza tumbado de espaldas y que mejora el movimiento de la cadera y estira los bíceps femorales y los abductores del muslo interno. En primer lugar las rodillas deben doblarse y elevarse hasta el pecho. Las manos se deslizan por la parte externa de los

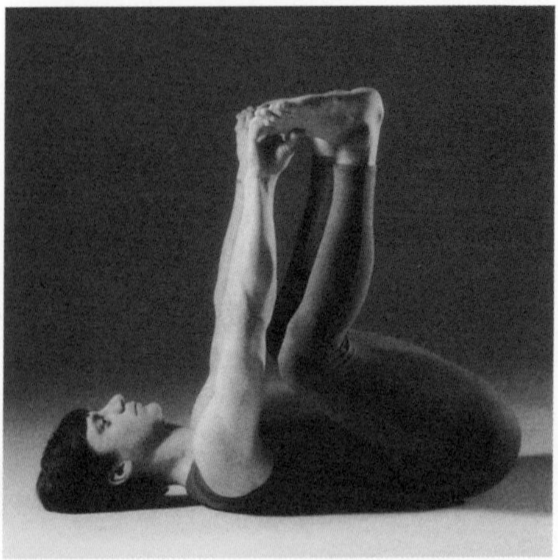

muslos y se sujeta la parte interna de ambos pies. Las plantas se levantan en dirección al techo hasta que las pantorrillas queden perpendiculares al suelo. Luego, tirar con firmeza de los pies y dirigir las rodillas hacia el suelo a ambos lados del torso.

Mientras se bajan las rodillas, presionar la zona lumbar y el sacro contra el suelo, de manera que siempre la columna quede estirada y relajada.

Si se desea profundizar en el estiramiento, tomar con las manos los dedos de los pies y levantar con lentitud las rodillas separando las piernas. Mantener esta postura entre cinco y diez respiraciones mientras se libera la resistencia de la parte interna de los muslos. Para finalizar, juntar las piernas, doblar las rodillas y salir de la postura.

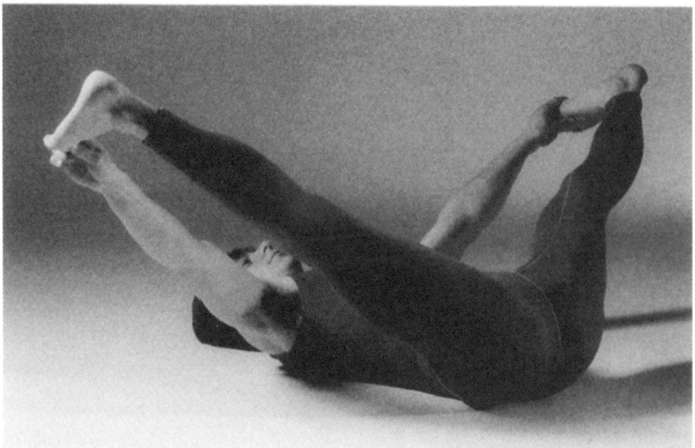

Las posturas con flexión hacia atrás

Flexionar el pie hacia atrás sentado o tumbado boca abajo, con las manos sobre la cabeza.

- **Actúan sobre la columna vertebral y la nuca, la musculatura pectoral, los hombros, el sistema respiratorio, la glándula tiroides, el hígado y los riñones.**
- **Mejoran el aplomo corporal.**

Postura de la cobra

La postura de la cobra también se conoce como Bhujangasana. El cuerpo tumbado boca abajo, se apoyan las manos en el suelo separadas a la anchura de los hombros y se eleva el cuerpo todo lo posible sin que las caderas se eleven del suelo.

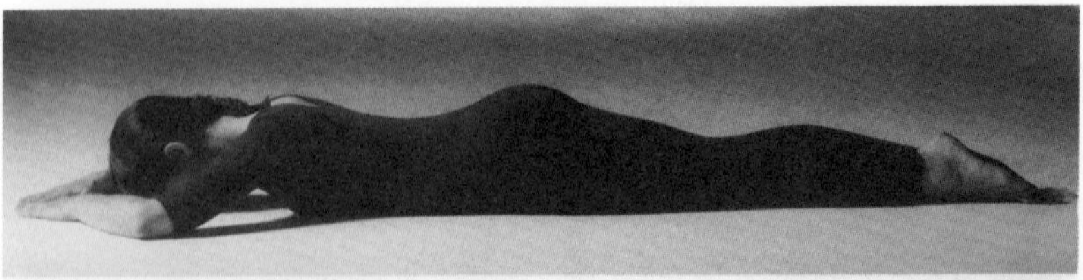

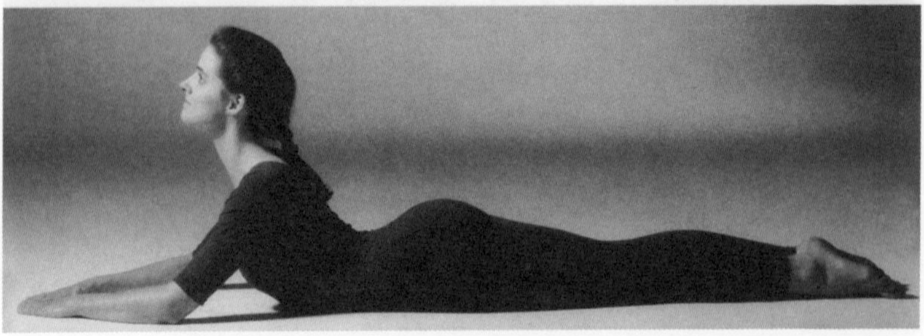

La cabeza se echa hacia la nuca, los hombros hacia atrás y se juntan los talones. La respiración en este caso debe ser larga y profunda. Se trata de una extensión hacia atrás de la sección inferior de la columna vertebral.

Es un ejercicio que estimula la sección lumbar de la columna, lugar donde reside el prana. Además, fortalece la parte superior de la espalda, aumenta la flexibilidad y la circulación de la parte superior de la columna y tonifica los glúteos y la parte inferior de la espalda.

Postura del gato

Los principales beneficios de esta asana son que aumenta la flexibilidad de la columna, fortalece el abdomen y tonifica los músculos de la espalda. Debido a la íntima relación entre la columna y el sistema nervioso, todos los ejercicios de columna tienen un efecto relajante y tranquilizador sobre los nervios.

Se apoyan las manos y las rodillas en el suelo, vigilando que las palmas estén alineadas con los hombros y las rodillas

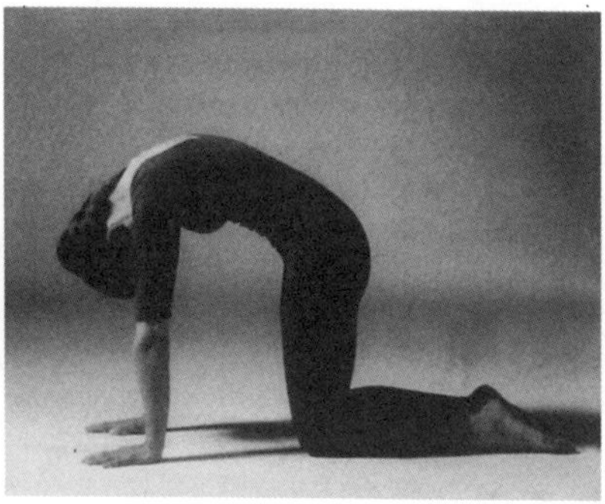

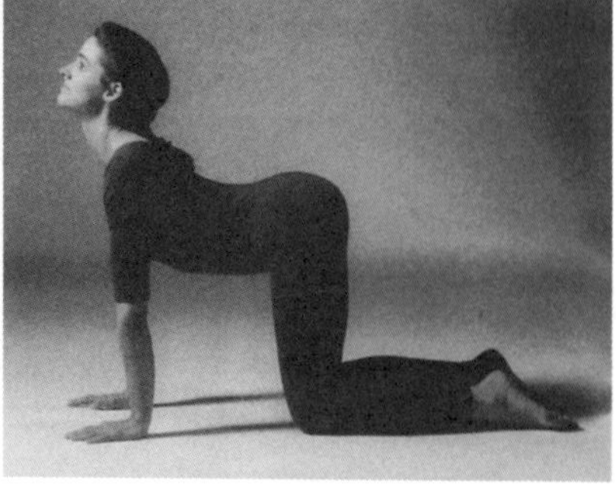

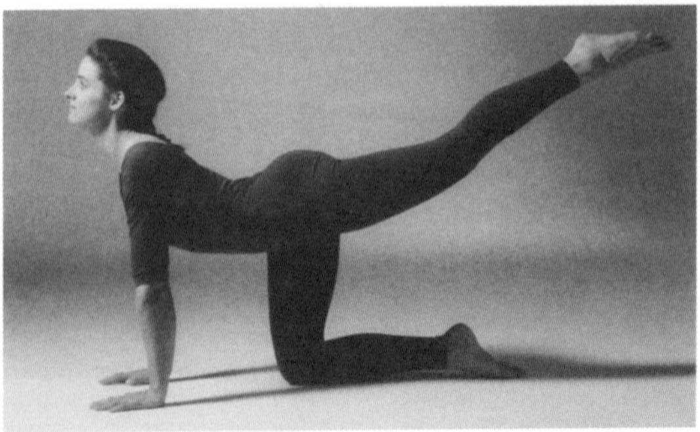

con las caderas. Al espirar, se contraen los músculos abdominales y la pelvis y la espalda se arquean hacia arriba. Por el contrario, al inspirar, se relajan los músculos abdominales mientras se levantan los huesos iliacos, se relajan los glúteos y se arquea la columna hacia abajo.

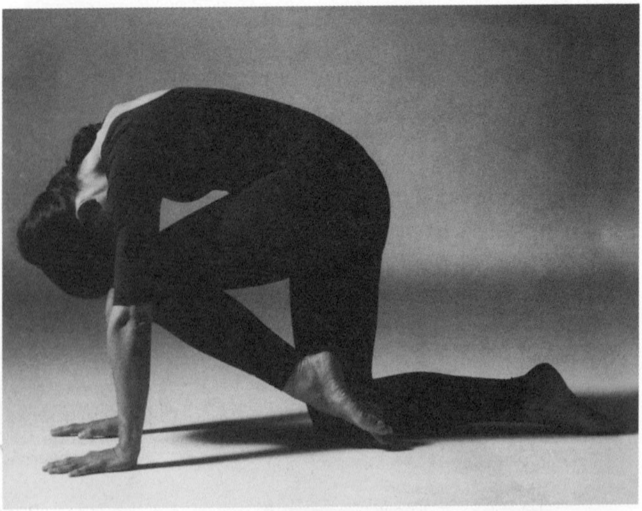

Postura de la langosta

Esta postura fortalece las piernas, los glúteos y la zona lumbar, masajea los órganos internos, estimula el sistema nervioso, ajusta la alineación de la pelvis y desarrolla la conciencia sutil de las interrelaciones entre piernas, pelvis, abdomen y parte inferior de la espalda.

La postura parte boca abajo, sobre la suelo. Los brazos se disponen a lo largo del cuerpo, con las palmas hacia dentro. Los pies se deben mantener juntos, los glúteos contraídos y notando una cierta presión del abdomen contra el suelo. Tras inspirar, se estira la pierna derecha y se eleva entre 30 y 35 cm

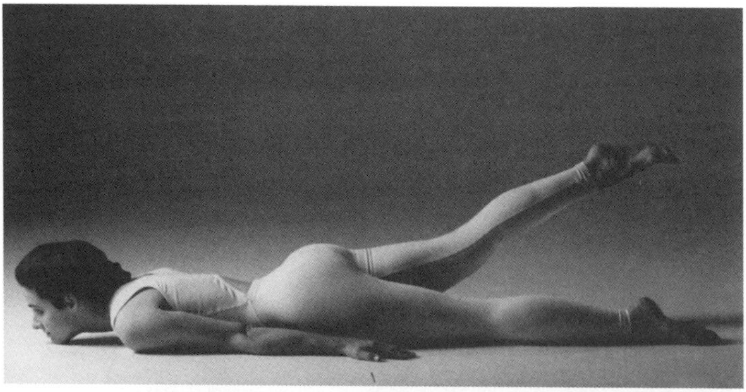

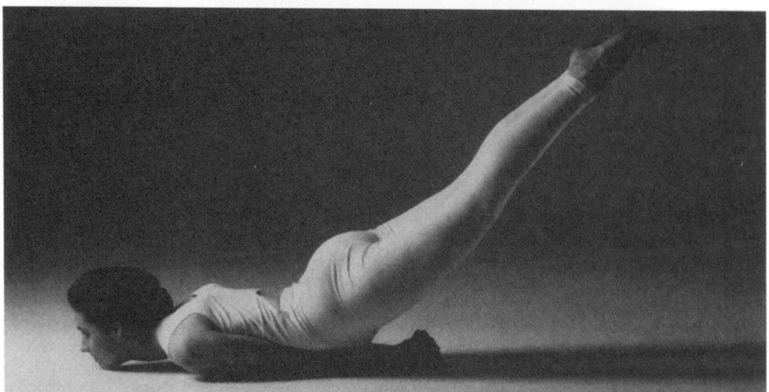

toda recta y sin doblar la rodilla. Las rodillas y el empeine han de estar hacia abajo y se ha de aguantar la postura durante varias respiraciones. Luego, repetir la misma postura con la otra pierna. Esta postura desarrollará la fuerza muscular suficiente en ambas piernas de modo que cada vez será más fácil realizar el ejercicio.

Existe una variante que consiste en realizar esta postura con ambas piernas hacia arriba al mismo tiempo. Boca abajo, con las piernas juntas y los brazos extendidos a lo largo del cuerpo. A continuación se entrelazan las manos, llevando los codos de un lado hacia el otro por debajo del cuerpo. Inspirar, presionar los brazos contra el suelo y levantar ambas piernas. Mantener la postura brevemente y después volver al suelo con suavidad.

Postura del barco

Se trata de una asana vigorizante, que estira los músculos de la espalda y mejora la circulación de los órganos abdominales.

Boca abajo, con el abdomen presionando suavemente contra el suelo, estirar los brazos sobre la cabeza junto a las orejas. Inspirar y estirar desde el centro umbilical. Levantar las piernas, la parte superior del cuerpo y los brazos. Con cada nueva inspiración se ha de procurar llevar más allá la extensión de brazos y piernas, mientras que con cada nueva espiración se libera la tensión de hombros y pelvis. La parte posterior de la pelvis debe quedar nivelada, mientras que el pubis y el abdomen pueden presionar el talón del lado izquierdo.

En cualquier caso, se debe evitar forzar la rodilla, ajustando la postura de la pierna. Un cojín puede ser de buena ayuda para mejorar la relación de la postura. Al enderezar los brazos y llevarlos hacia la rodilla se intensifica el estiramiento. Con el fin de liberar la resistencia, realizar varias respiraciones hasta sentir la estabilidad y comodidad suficientes.

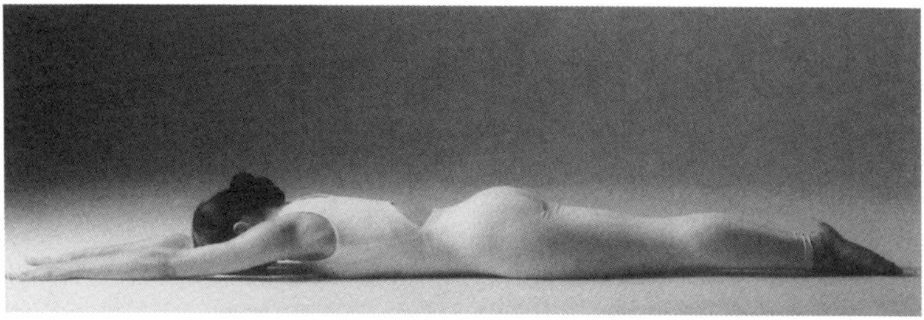

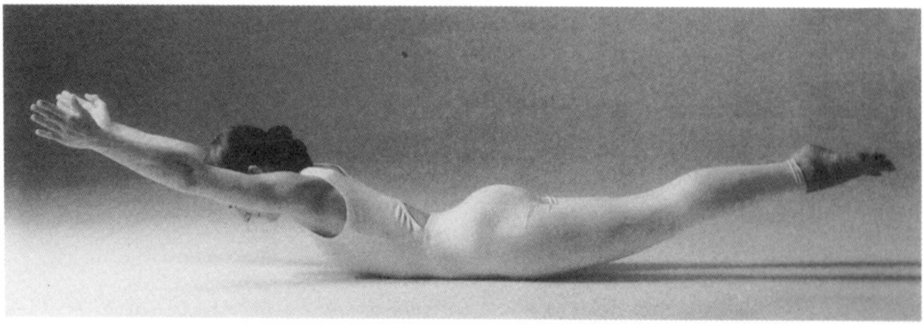

Postura de la paloma

Se trata de un ejercicio que mejora la flexibilidad y la alineación corporal. Es, además, una excelente preparación para las posturas de meditación.

También llamada Kapotasana, se inicia llevando la rodilla derecha hacia delante, entre las manos, y colocando el pie derecho por debajo del cuerpo, apuntando hacia la izquierda. El talón debe quedar bajo el lado izquierdo de la pelvis o el abdomen. Al extender la pierna izquierda hacia atrás, la pelvis descansa en el suelo.

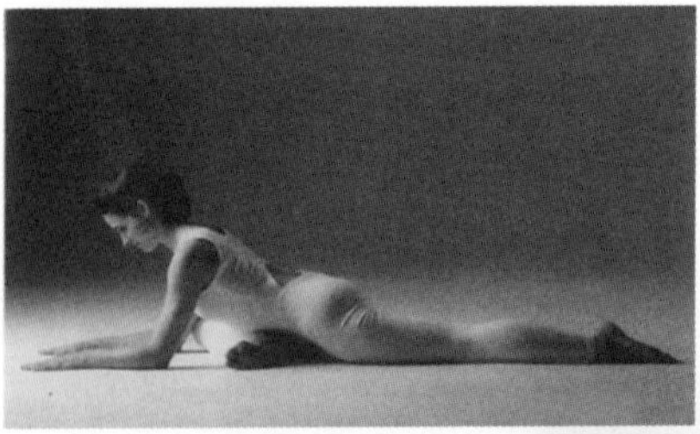

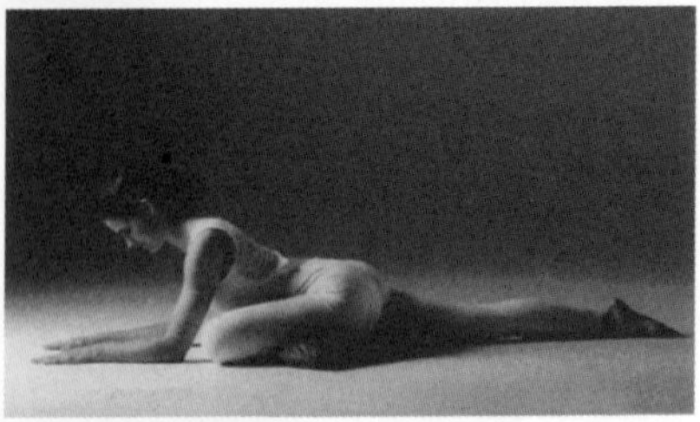

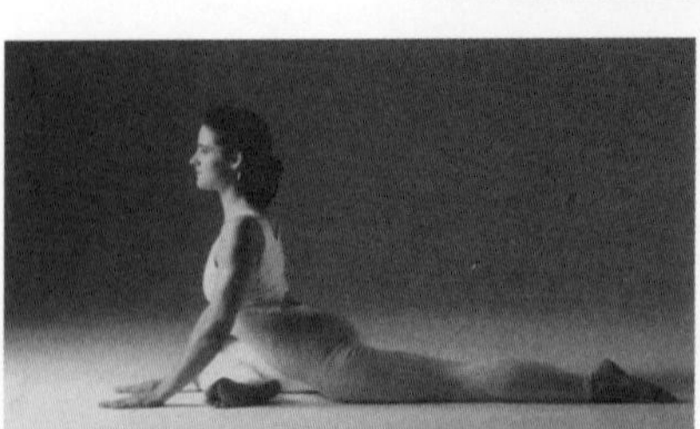

Las posturas con giros

De pie, sentado o echado, girar el cuerpo de un lado a otro, situando las manos en diferentes posiciones.

- **Actúan sobre la musculatura dorsal, la musculatura pectoral y el sistema respiratorio. También sobre los órganos de la digestión y el sistema linfático.**

Giro del reloj

La posición inicial es con la espalda recostada sobre el suelo, los brazos extendidos hacia cada uno de los lados y las palmas de las manos hacia abajo. A continuación se doblan las rodillas hacia el pecho y se presiona la parte inferior de la espalda contra el suelo. La pelvis debe rotar en sentido de las agujas del reloj, manteniendo las rodillas juntas. Deben realizarse cinco giros completos en cada dirección. Este movimiento libera la tensión de la parte baja de la espalda, masajea la pelvis, fortalece los músculos abdominales y mejora la circulación sanguínea en abdomen y pelvis.

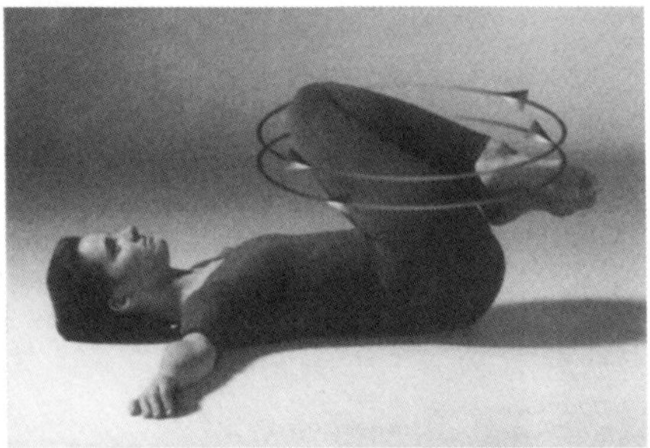

Giro simple sentado

Esta postura fortalece el diafragma y desarrolla la flexibilidad de la columna. Además sirve para estirar los músculos de los hombros y de la parte superior del pecho. A partir de la posición sentada, con las piernas cruzadas y la columna bien recta, se deja la mano derecha en el suelo, cerca de la pelvis y la mano izquierda se deja sobre la rodilla derecha. Tras una respiración profunda, se procede a expander y contraer el abdomen y la parte baja de la caja torácica con cada respiración. El estiramiento se debe aguantar entre cinco y diez respiraciones.

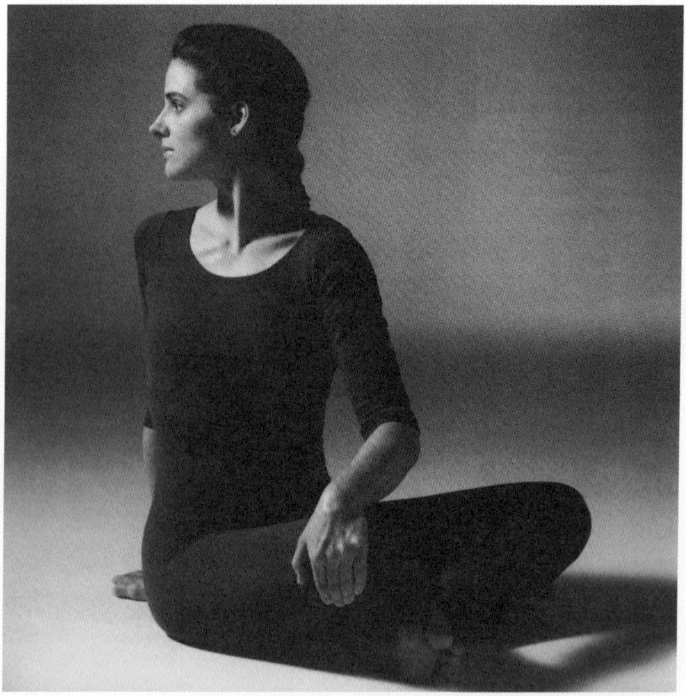

Giro de costado

Con el cuerpo tumbado de espaldas, levantar una rodilla y luego se vuelca poco a poco sobre la otra, sin despegar los hombros del suelo. Al elevar la pierna se realiza la inspiración y cuando se lleva al suelo se realiza la espiración. Una vez se ha hecho el ejercicio con una pierna se repite con la otra de la misma manera.

Esta postura aumenta la flexibilidad de la columna, masajea el abdomen, fortalece el diafragma y alivia el dolor de espalda.

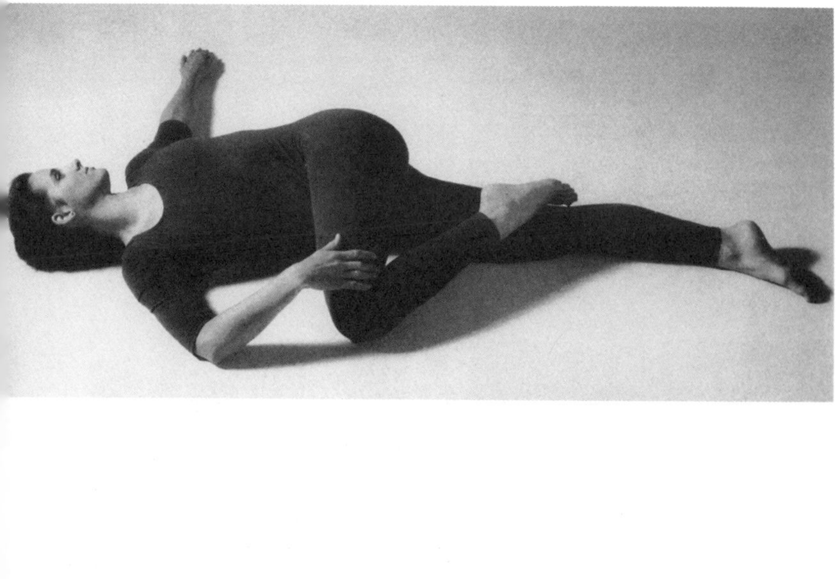

Las posturas con flexión hacia delante

De pie o sentado, flexionar el cuerpo hacia delante, situando las manos en diferentes posturas.

- **Actúan sobre la circulación sanguínea, las piernas, las lumbares y el sistema linfático.**

Inclinación hacia delante con giro

Esta postura funciona muy bien para estirar los bíceps femorales y la parte interna de los muslos. Además, desarrolla flexibilidad en caderas y columna, tonifica el abdomen y mejora el equilibrio.

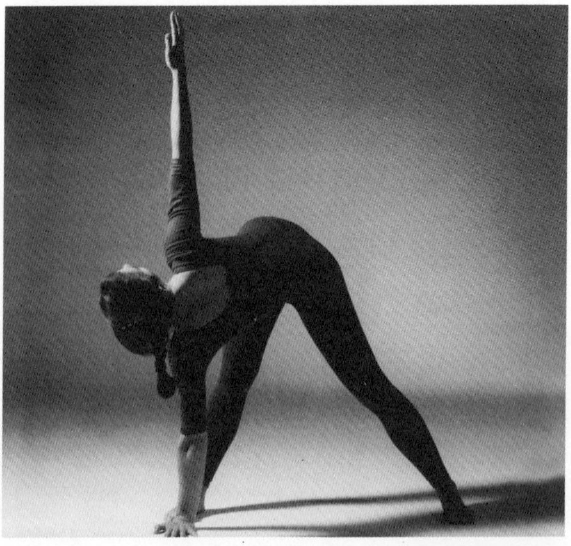

Para iniciar la postura se deben separar los pies, levantar los brazos hacia los lados e iniciar la inclinación hacia delante desde la cadera. La mano izquierda va a buscar la pierna derecha mientras que el brazo derecho se eleva sobre la cabeza, girando el pecho y la cabeza hasta poder ver la mano izada.

Se deben alternar las manos sobre los pies y realizar el ejercicio entre tres y cinco veces, inhalando en los descansos y espirando mientras se profundiza en el giro.

Postura del feto extendida

Sentados sobre los talones con los pies lo más juntos posibles. El cuerpo debe doblarse hacia delante desde las caderas, estirando los brazos por encima de la cabeza y dirigiéndolos lo más lejos posible. Mientras se mantiene la extensión, realizar cinco respiraciones completas. Los principales beneficios de esta postura estriban en los hombros y la espalda.

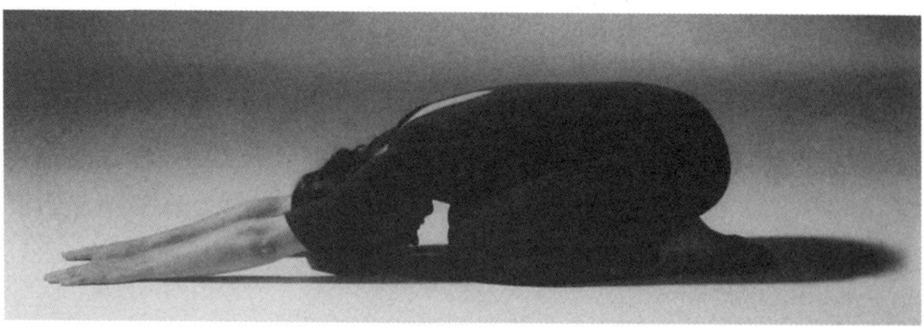

Postura de la estocada

También conocida como postura Banarasana. Con manos y rodillas apoyadas en el suelo, se adelanta el pie izquierdo hasta colocarlo entre las manos, de forma que los dedos del pie queden en línea con los de las manos. Se estira la pierna derecha hacia atrás, descansando en el suelo desde la rodilla hasta el empeine del pie. Se baja la pelvis estirando los muslos en direcciones opuestas y se presiona la parte delantera del torso hacia delante. Luego se procede a relajar la zona del cuello y se realizan cinco respiraciones completas. Este estiramiento resulta muy eficaz para la alineación correcta de la pelvis y para la parte anterior de los muslos.

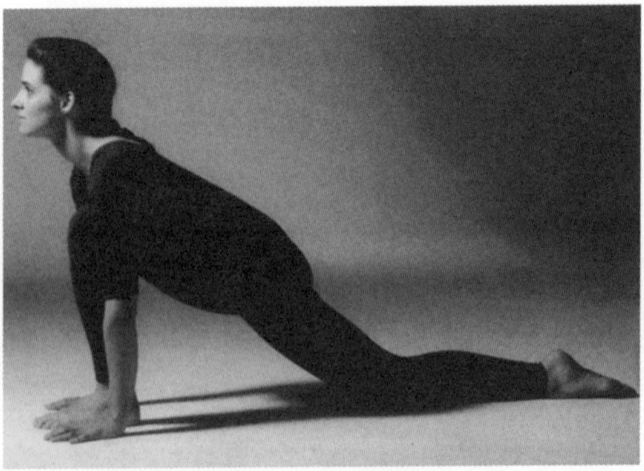

Variaciones de la postura de la estocada

Este tipo de postura es excelente para corregir la alineación pélvica y los problemas de la zona lumbar. Conocida como Banarasana, esta postura contribuye al estiramiento de los músculos cuádriceps, dotándolos de flexibilidad suficiente como para adoptar sin miedo todas las posturas con inclinación hacia atrás.

Ambas manos deben descansar sobre el muslo izquierdo. Con la pierna derecha estirada, el talón fijo en el suelo y el pie hacia delante. La inclinación del cuerpo debe intensificarse de manera gradual, bajando poco a poco la pelvis.

Sobre esta postura, llevar el pie izquierdo adelante entre las manos, de forma que los dedos de pies y manos queden alineados. Extender luego la pierna derecha hacia atrás, descansando la rodilla y el empeine en el suelo. Mantener la rodilla

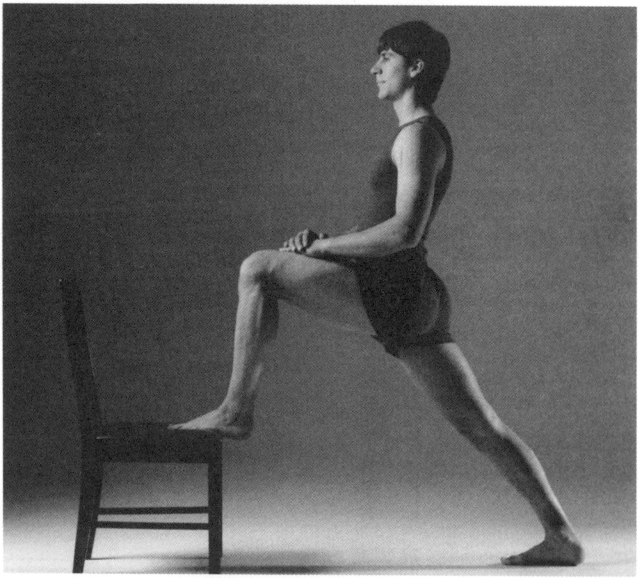

izquierda alineada con el tobillo, con la pantorrilla perpendicular al suelo. Luego, estirar ambos muslos en direcciones opuestas y llevar el pecho arriba y adelante. Girar los dedos del pie derecho, levantar la rodilla, estirar la pierna y alejar el talón del cuerpo. Continuar bajando la pelvis hasta el suelo mientras se lleva el muslo izquierdo hacia delante y el derecho hacia atrás. A continuación levantar la rodilla derecha, estirar la pierna y alejar el talón del cuerpo. Con la rodilla levantada, continuar bajando la pelvis hacia el suelo mientras el muslo izquierdo se lleva hacia delante y el derecho hacia atrás.

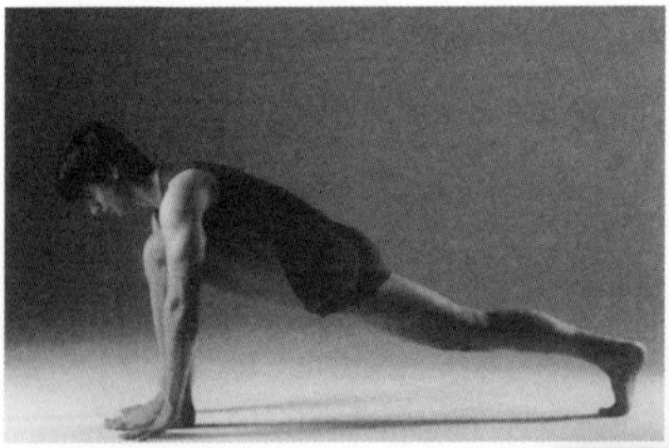

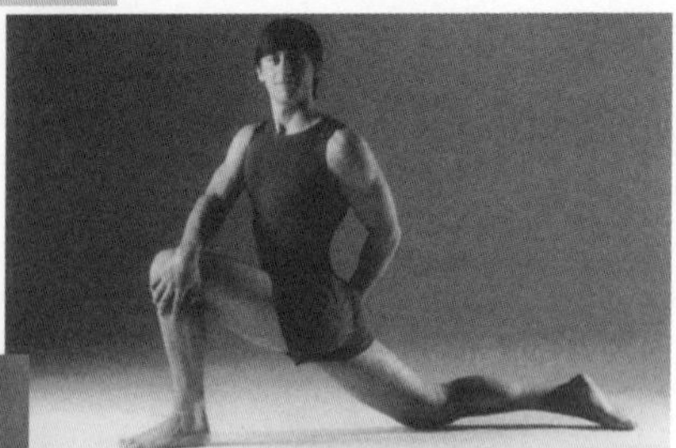

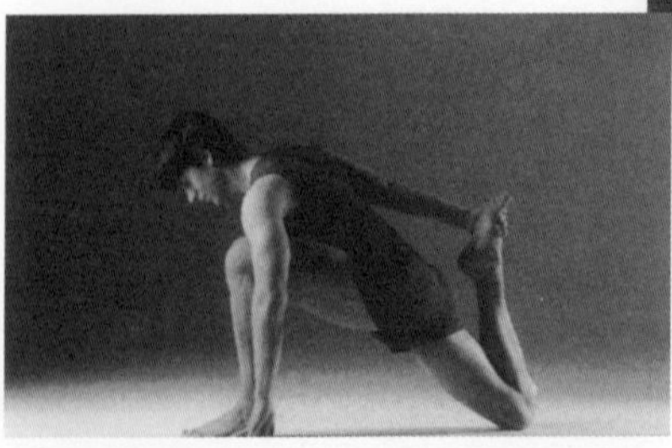

Otra variante de esta postura consiste en levantar el torso de manera perpendicular al suelo y centrarlo sobre la pelvis. Tras encontrar el punto de equilibrio, bajar la pelvis con lentitud y, con la columna recta, girar a la izquierda. Con la mano derecha sobre la parte externa de la rodilla izquierda, doblar el brazo izquierdo hacia la espalda, colocando las manos sobre la cadera derecha.

Si se desea profundizar en el estiramiento de los cuádriceps, extender la pierna derecha hacia atrás. Levantar el torso, centrar la pelvis, doblar la rodilla derecha, elevar el pie y sujetarlo por el empeine con la mano derecha. Espirar e inclinarse hacia delante bajando la mano izquierda hacia el suelo. Luego llevar el pie derecho al glúteo y estirar el cuádriceps.

Variaciones de la inclinación hacia delante

Se trata de una inclinación que resulta muy eficaz para estirar la espalda y la parte posterior de las piernas. También conocida como Uttanasana, es útil también para dar calma y sosiego a la mente.

A partir de la posición de pie, colocar las palmas de las manos en la zona de los glúteos. Espirar e inclinarse gradualmente hacia delante desde la articulación de la cadera, deslizando al tiempo las manos por la inferior de los muslos. Flexionar las rodillas y, tras espirar, doblar el torso ayudándose con los brazos.

Aguantar esta postura entre cinco y diez respiraciones y relajar.

Bajar la cabeza y el cuello y deslizar las manos hasta las pantorrillas o los tobillos. Emplear los brazos para dejar el torso lo más cerca posible de las piernas, mover la pelvis hacia delante y elevar los huesos iliacos. Presionar a la vez ambas almohadillas de los pies y los talones.

Para finalizar, soltar las manos de las piernas y doblar los brazos, mover la pelvis hacia delante y estirar la zona lumbar. Doblar y estirar las rodillas de forma alterna, usando los bíceps femorales para alargar el estiramiento de la zona lumbar.

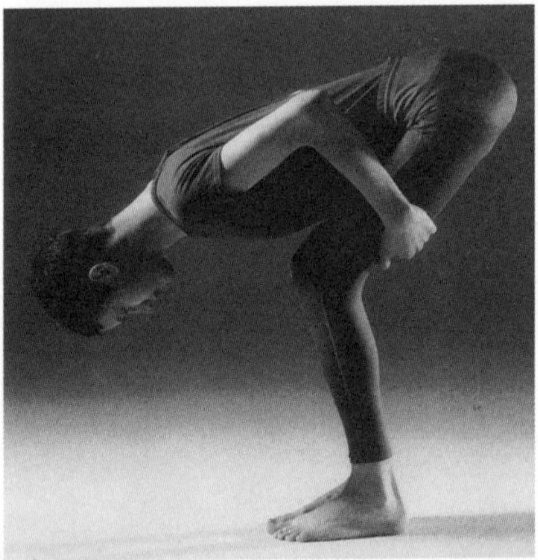

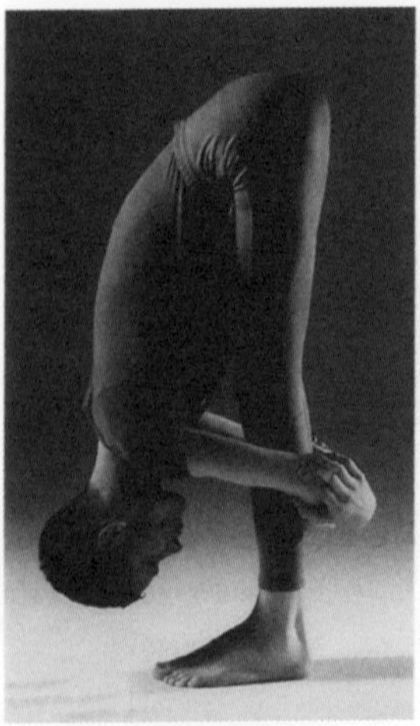

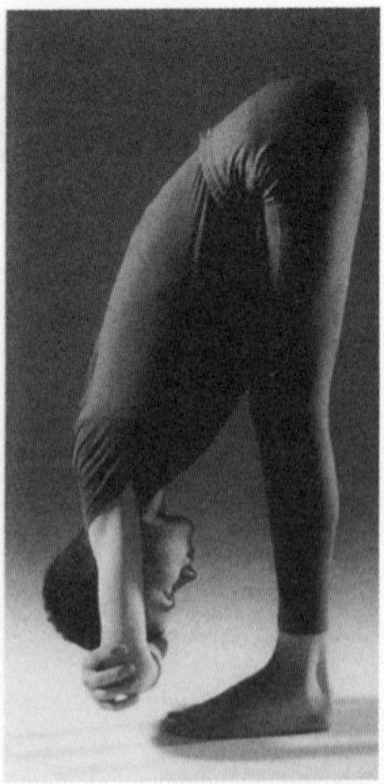

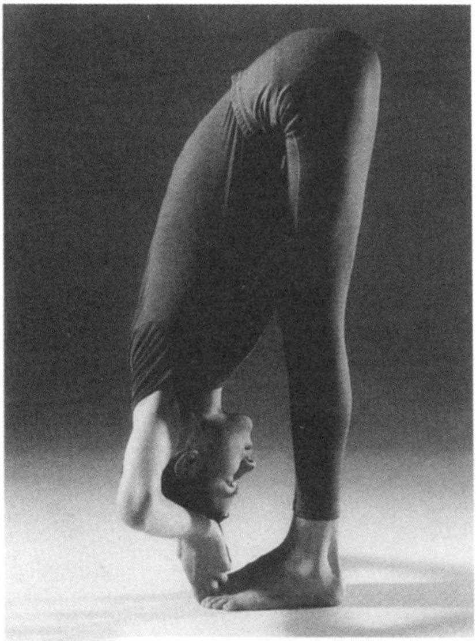

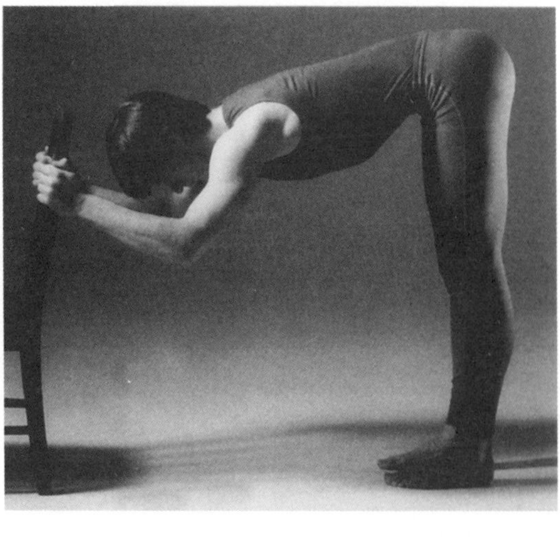

Postura del delfín

En este caso, se desarrolla la fuerza y flexibilidad de los hombros y se corrige la alineación del anillo escapular y de la parte superior de la espalda.

Con el cuerpo apoyado en el suelo, las rodillas alineadas con las caderas y las manos con los hombros. Los antebrazos deben bajar al suelo de manera que queden paralelos y en línea con los

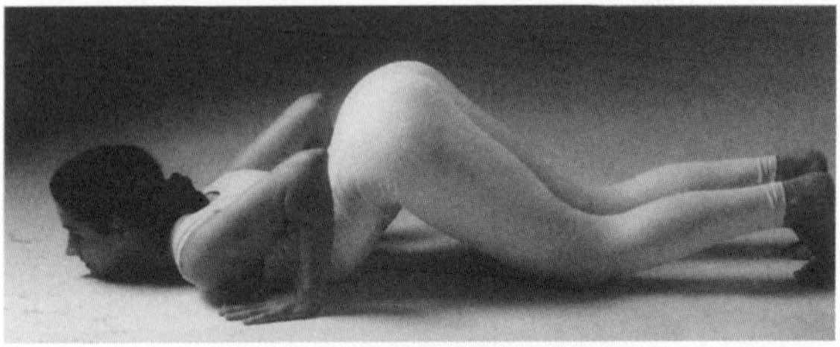

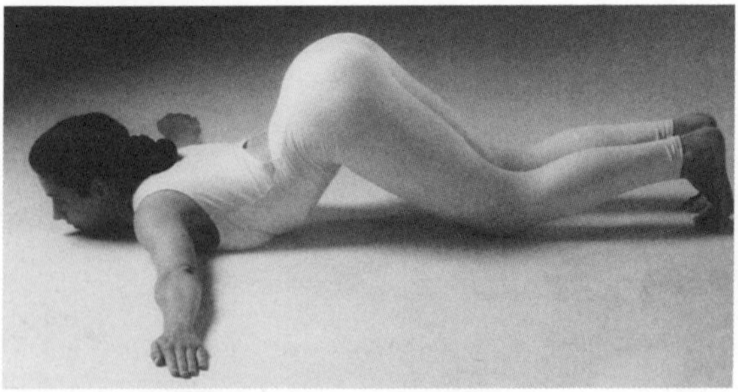

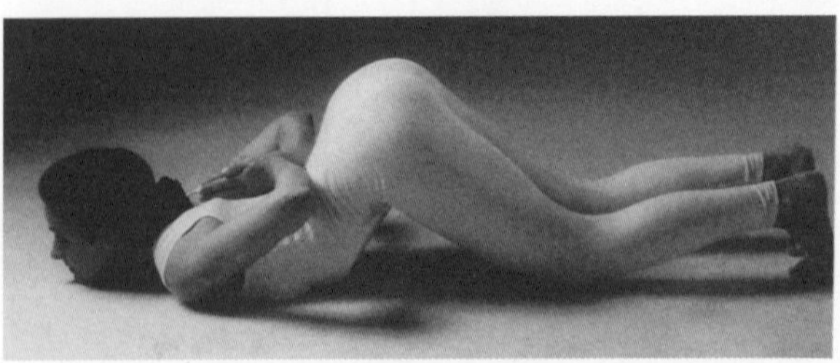

hombros. Enderezar las piernas y levantar la pelvis, dejar caer los talones hacia el suelo y elevar los huesos iliacos. Luego, ensanchar los hombros y llevar los omóplatos hacia la parte baja de la espalda. Aguantar la respiración en esta postura.

Para llevar más allá esta postura, espirar y desplazar el peso hacia delante. El pecho debe moverse hacia delante, la zona de los antebrazos y la cara hasta las manos. Inspirar y presionar hacia abajo con los antebrazos, moviendo el pecho entre los brazos hacia los muslos mientras que la cabeza permanece alineada con los codos. Repetir este ejercicio entre cinco y diez veces.

Las posturas invertidas

- **Actúan sobre la circulación sanguínea, la cabeza, el cuello y los órganos internos.**
- **Mejoran la relajación del abdomen.**

Viparita karani

Acostarse con la espalda pegada al suelo y las piernas elevadas contra una pared. Entonces, doblar las rodillas contra el pecho y girar el cuerpo de tal manera que el coxis quede cerca de la pared y la coronilla lo más alejada posible. Se realiza una extensión de piernas y se descansa la cabeza y la espalda contra el suelo. En esta postura se debe permanecer entre uno y tres minutos.

A partir de la postura anterior, se pueden enderezar las rodillas y llevar las piernas por encima de la cabeza, luego se

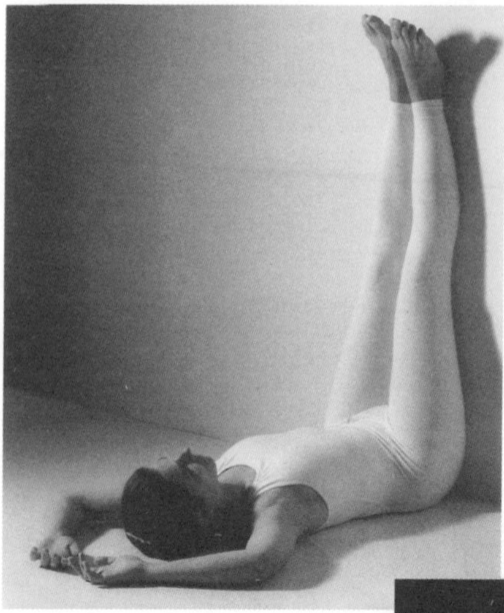

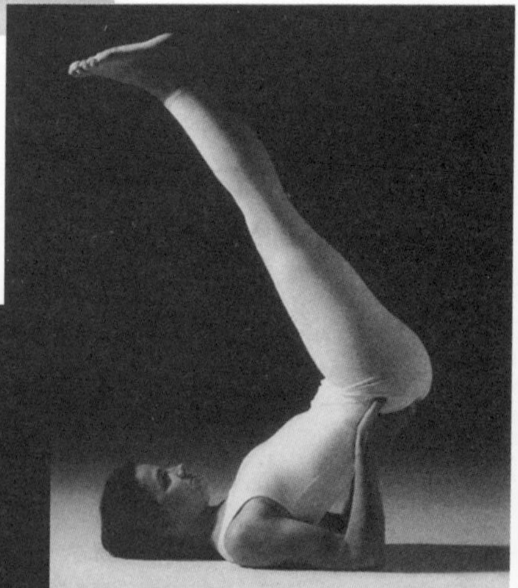

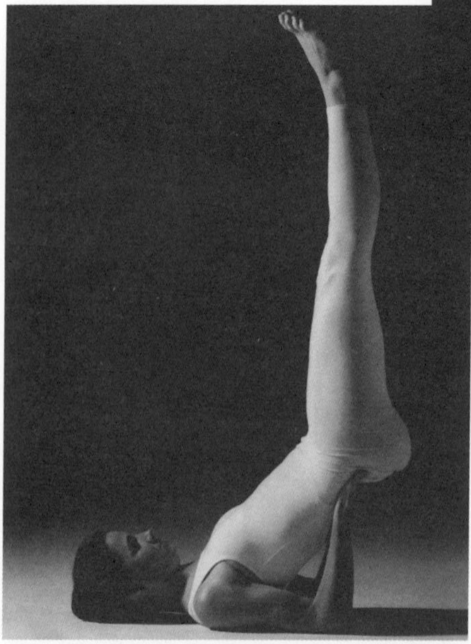

deslizan los codos hacia abajo y se apoya la zona lumbar con las manos. El torso debe quedar a 45º con relación a la cabeza.

El peso debe distribuirse por la superficie total del brazo, desde el codo hasta los hombros. La postura debe mantenerse entre diez y veinte segundos, aunque progresivamente puede aumentarse ese tiempo de forma gradual.

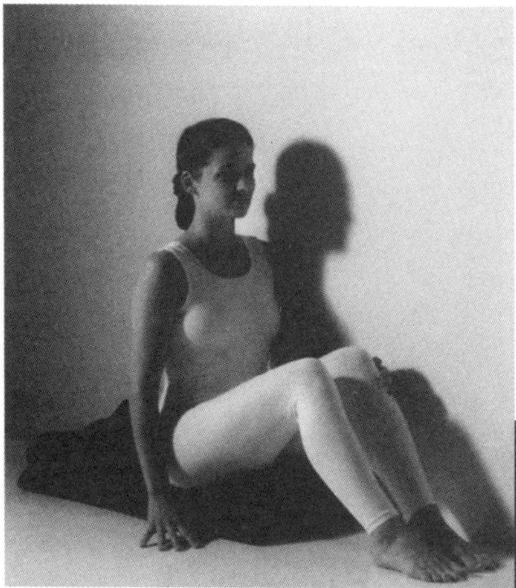

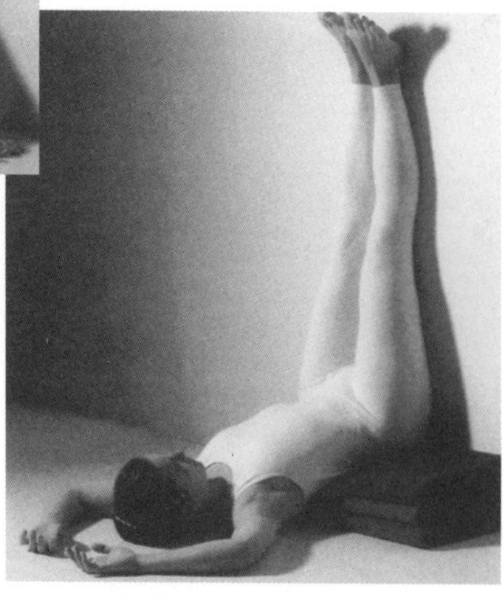

Inclinación hacia delante con las piernas separadas

Postura conocida como Prarasita padottanasana. Esta serie de ejercicios estira los bíceps femorales, los abductores de los muslos, fortalece la zona lumbar y los muslos de la pelvis.

La posición de partida es derecho, con los pies puestos en paralelo y separados entre 50 y 70 cm. Se enlazan las manos por la espalda, se realiza una profunda espiración y se inclina hacia delante el cuerpo desde las caderas. El peso ha de quedar distribuido entre ambos pies. Una vez el cuerpo llega a formar un ángulo de 90º respecto a las piernas, las manos se sueltan y se colocan por delante de los dedos de los pies. Relajarse y respirar, mover la pelvis hacia delante y situar el pubis entre los muslos.

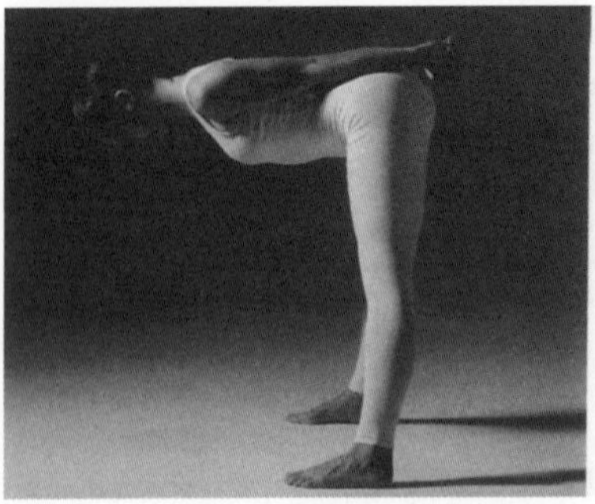

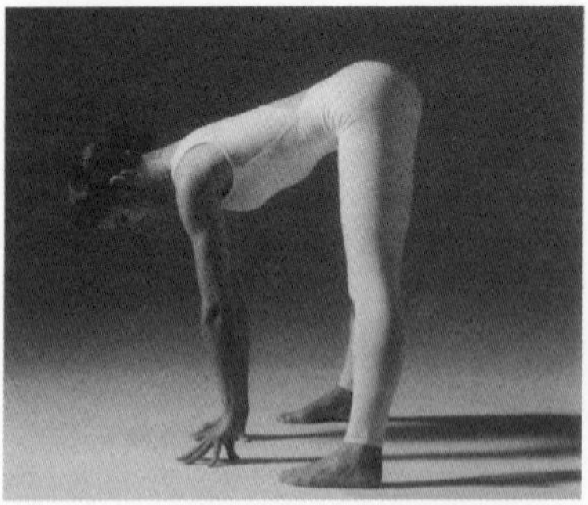

Con la mano derecha en el suelo, espirar y girar el torso, desplazando con suavidad el brazo izquierdo hacia fuera y hacia arriba. Alargar el cuello, girar la cabeza y repetir el movimiento y la respiración entre tres y cinco veces. Descansar y cambiar de lado.

Bajar la cabeza, dirigiéndola hacia el suelo, manteniendo la zona lumbar plana e inclinada desde la cadera. Luego, enlazar las manos por detrás, elevar los brazos y llevarlos por detrás de la cabeza hacia el suelo.

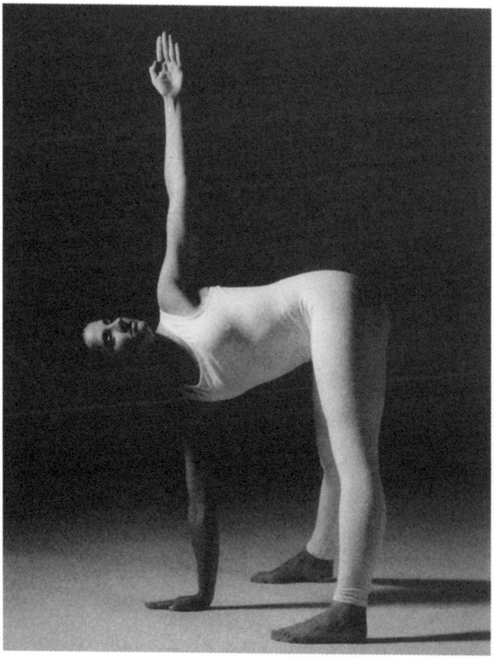

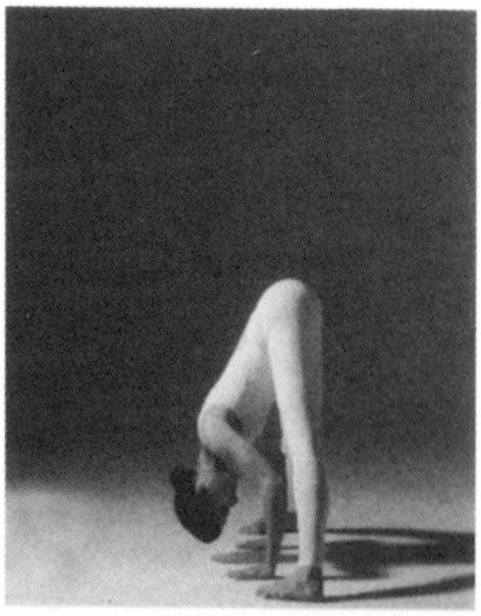

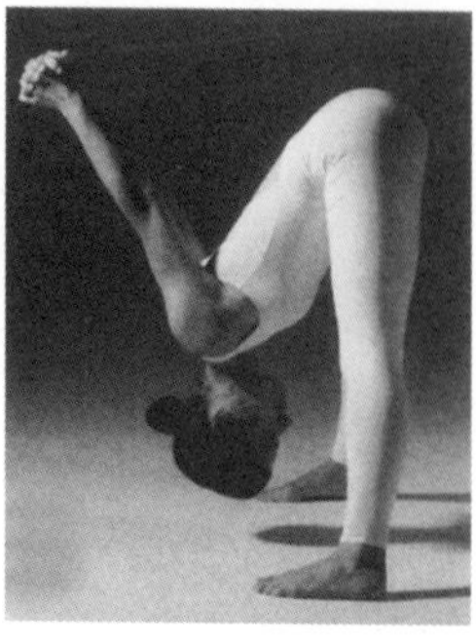

Janu shirshasana o inclinación de cabeza sobre la rodilla

Se trata de una postura que requiere de una cierta práctica, ya que no resulta fácil para un recién iniciado. Como contrapartida, se trata de una postura que mejora notablemente la flexibilidad de la cadera y la alineación pélvica, tonifica el abdomen, estira los bíceps femorales y da sosiego y quietud a la mente.

Desde la posición sentada en el suelo, doblar la rodilla izquierda y colocar la planta del pie contra la parte interna del muslo derecho. Estirar el torso y mantener recta la columna. Tras realizar una inspiración profunda, dejar ir el aire y progresivamente inclinar la cadera derecha sobre la pierna extendida, deslizando las manos de forma gradual a cada lado de la pierna. Colocar las manos en la pierna y levantar, presionando la parte posterior de la pierna contra el suelo.

Para profundizar el estiramiento, continuar inclinándose hacia delante hasta bajar todo el torso. Las manos deben sujetar el tobillo o los dedos del pie. En el caso de no poder al-

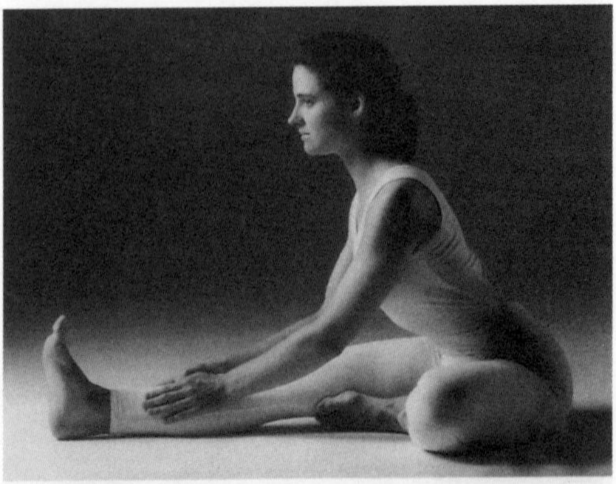

canzarlos, se puede utilizar un cinturón para conseguir bajar el torso lo máximo posible. De hecho, la postura no es correcta hasta que la cara no descansa sobre la zona de la espinilla. Para finalizar, levantar el torso y espirar hasta conseguir una buena relajación.

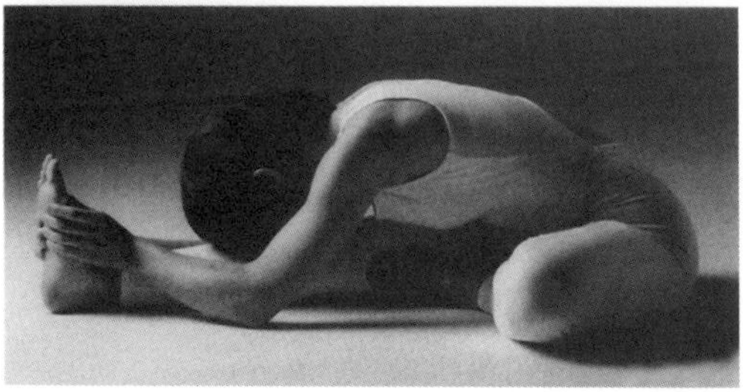

Bibliografía

Bhajan, Yogui, *El poder curativo del Kundalini yoga*, Diana, 2002.

Chaudhuri, *Haridas: Yoga Integral,* Barcelona, Kairós, 1992.

Datta, Siri, *Guía práctica de Kundalini yoga*, Ediciones Robinbook, 2012.

Devereux, Godfrey, *Hatha Yoga*, Thorsons, 2001.

Jung, C.G., *The Psychology of Kundalini yoga: Notes of seminar given in 1932 by C.G.Jung*, Princeton University Press, 1996.

Govindan, Marshall, *Babaji y la tradición de kriya yoga de los Dieciocho Siddhas*, Québec, Kriya Yoga Publications, 1998.

Johari, Harish, *Chakras. Los centros energéticos de transformación*, Madrid, EDAF, 2001.

Khalsa, Shakti Parwha Kaur, *Kundalini yoga: The Flow of Eternal Power*, The Penguin Group, 1998.

Krishna, Gopi, *Kundalini: El yoga de la energía*, Kairós, 1999.

Krishna, Gopi, *Hacia la Superconsciencia*. Guayaquil, Ariel, 1970.

Montero, Óscar, *Yoga Kundalini: Manual de ejercicios y meditaciones*, Óscar Montero editor, 2003.

Motoyama, Hiroshi, *Chakras, Kundalini y las Energías Sutiles del Ser Humano*, Madrid, Editorial EDAF, 2002.

Ozaniec, Naomi, *El poder de los chakras*, Editorial Selector, México.

Prabhavananda, Swami, *Patanjali: Aforismos del yoga*, Editorial Debate, 1999.

Singh, Satya, *Manual de Kundalini yoga*, Ediciones Robinbook, 2010.

Suero Palancar, José, *Autocuración sahaja: El poder de curarte con tu propia energía*, La liebre del marzo, 2009.

Svoboda, Robert, Aghora: *El culto a la Kundalini*, Kairós, 2007.

Van Lysebet, A., *Pranayama (A la serenidad por el yoga)*, Barcelona, Urano, 1986.

En la misma colección

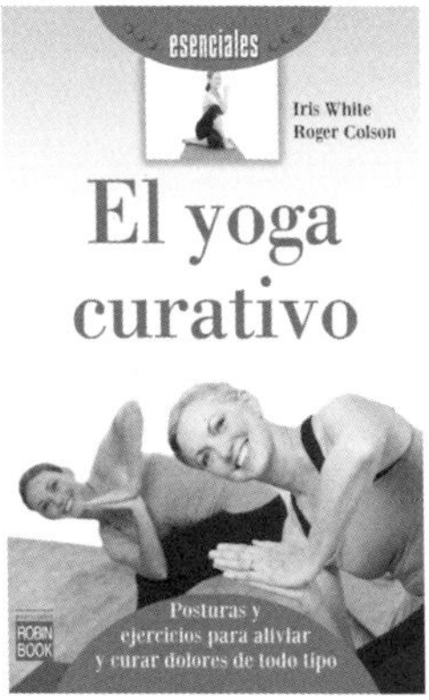

EL YOGA CURATIVO

Iris White y Roger Colson

El yoga es un sistema sumamente eficaz para alcanzar un estado de equilibrio físico y emocional. Su práctica no sólo aporta una evidente mejoría en la capacidad respiratoria sino que además actúa de forma muy favorable sobre los órganos internos. Este libro sintetiza toda la sabiduría y la experiencia de la práctica del yoga curativo o terapéutico en un programa que muestra cómo cada persona puede optimizar la salud y alcanzar la curación.

- La relación entre yoga y salud.
- La práctica del yoga.
- El entrenamiento mental.
- El proceso de transformación física.
- ¿Puedo controlar el estrés a través del yoga?

LOS PUNTOS QUE CURAN

Susan Wei

Alivie sus dolores mediante la digitopuntura.

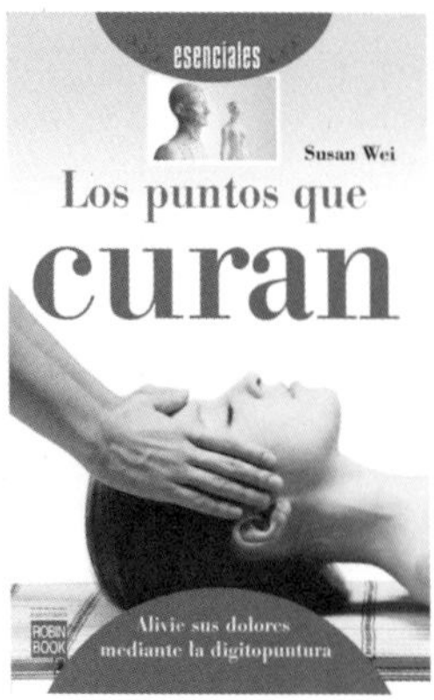

La técnica de la estimulación de los puntos de energía y del sistema de meridianos es tan antigua como la misma humanidad. Se trata de una técnica que recoge la enseñanza de lo mejor de la acupuntura, del shiatsu y de la acupresura para el alivio rápido de diferentes síntomas. Y que en caso de enfermedades crónicas, sirve de complemento a los tratamientos médicos prescritos. Este libro es una guía que indica la situación de cada punto de energía para una práctica regular que devuelva la armonía a la persona y pueda protegerla de algunas enfermedades.

- ¿Cómo encontrar el punto correcto?
- ¿Cómo se trabajan los puntos?
- ¿Cuántas veces hay que repetir cada tratamiento?

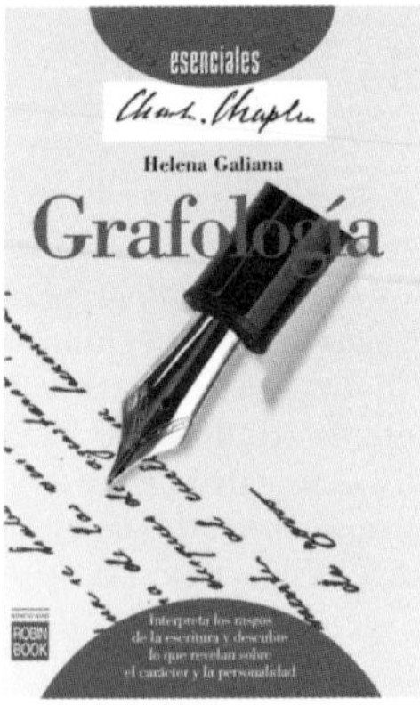

GRAFOLOGÍA

Helena Galiana

Todas las claves para interpretar los principales rasgos de la escritura y conocer su significado y lo que revelan sobre el carácter y la personalidad.

La escritura se ha convertido en una seña de identidad capaz de reflejar los más increíbles aspectos de la persona. En la actualidad, por ejemplo, no hay empresa de selección de personal que no se valga de la grafología para analizar detalladamente a los aspirantes a ocupar un puesto de trabajo. El lector encontrará en este libro una guía completa para iniciarse en la ciencia grafológica, y descubrirá en ésta una sorprendente herramienta para conocerse mejor a sí mismo y a los demás.

- Conozca la técnica grafológica y sus aplicaciones.
- Aprenda a descifrar lo que nos revela la firma.
- Lo que revela la grafología sobre la sexualidad.

MEDICINA CHINA PRÁCTICA

Susan Wei

La medicina china comprende una serie de prácticas y fundamentos teóricos que trabajan en pos de una terapéutica global que tiene en consideración todo cuanto sucede en el organismo, la forma de manifestarse una enfermedad y cómo responde a los estímulos del entorno. Este libro trata de dar a conocer cuáles son las principales terapias que aplica la medicina tradicional china en su esfuerzo por restablecer la salud y el bienestar de las personas y ofrece al tiempo un catálogo de las enfermedades más comunes y los remedios que deben aplicarse. No son más que motivos de inspiración para reencontrar el equilibrio y vivir de forma más saludable.

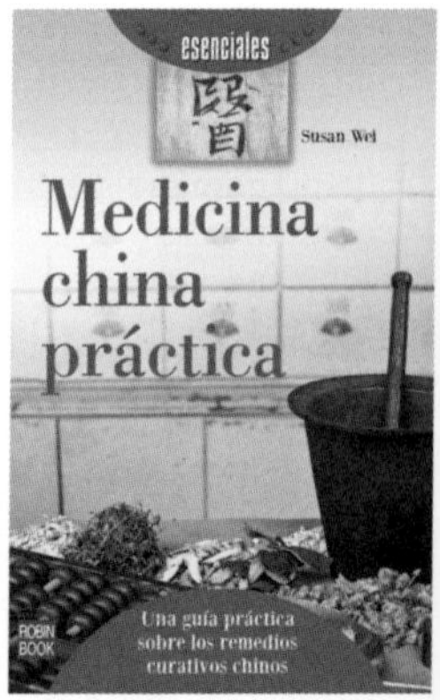

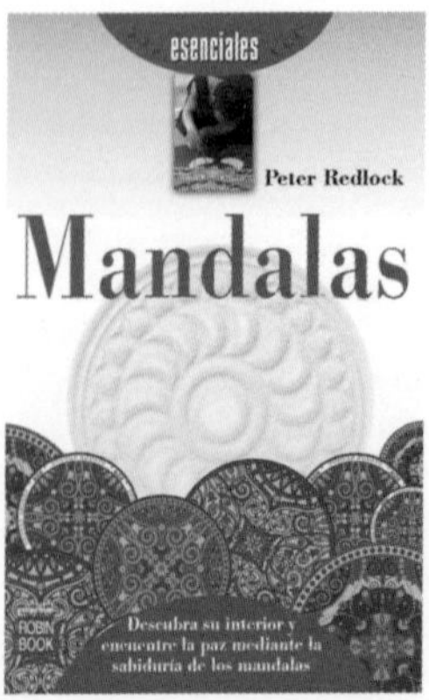

MANDALAS

Peter Redlock

Los mandalas son representaciones esquemáticas o simbólicas que tienen forma circular y están realizados con una clara intención espiritual. Todas las culturas poseen sus propios mandalas, son símbolo de lo infinito, lo eterno y lo divino que hay en el interior de todo ser humano. Este libro es una guía práctica para conocer el origen y significado de los mandalas pero también es un ejercicio práctico en el que el lector podrá usarla como psicoterapia natural, pintando sobre algunos de los mandalas que le guiarán en el conocimiento de sí mismo.

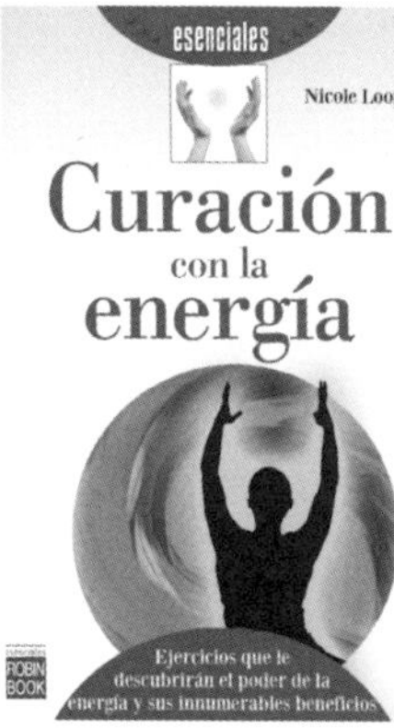

CURACIÓN CON LA ENERGÍA
Nicole Looper

Todos los seres vivos poseen fuentes de energía que vibran a una frecuencia determinada. Esta energía dinámica alimenta cada parte del organismo para que funcione de manera correcta. Si sucede un bloqueo, la salud física, emocional o espiritual puede verse mermada e inducir a la enfermedad. Este libro explora los diferentes mecanismos que llevan a la curación a partir de las diferentes técnicas existentes, desde la acupuntura a las flores de Bach pasando por técnicas como la cromoterapia o los cristales de cuarzo. Todo ello fundamentado en los principios de la resonancia de la energía y en la polaridad de los elementos.

- La energía sutil y los estados de consciencia.
- La naturaleza de los ritmos biológicos.
- Remedios vibracionales que proceden de la Naturaleza.

LOS CHAKRAS
Helen Moore
Despierta tu interior y aprovecha al máximo tu sistema energético.

Los Chakras son siete centros energéticos situados en el cuerpo humano. Su conocimiento nos llega a través de la cultura tibetana forjada a través de la experiencia personal de los maestros de Shidda Yoga. La energía del cosmos atraviesa nuestro cuerpo trabajando en esa red de centros energéticos sutiles. Los chakras captan esa energía del ser humano y la hacen circular hacia el macrocosmos. Los chakras nos conectan con nuestro mundo espiritual y de su equilibrio depende en buena medida nuestra salud. De nuestra capacidad para leer las señales de estos centros de energía y rectificar o corregir su trayectoria dependerá que podamos evitar determinados trastornos.

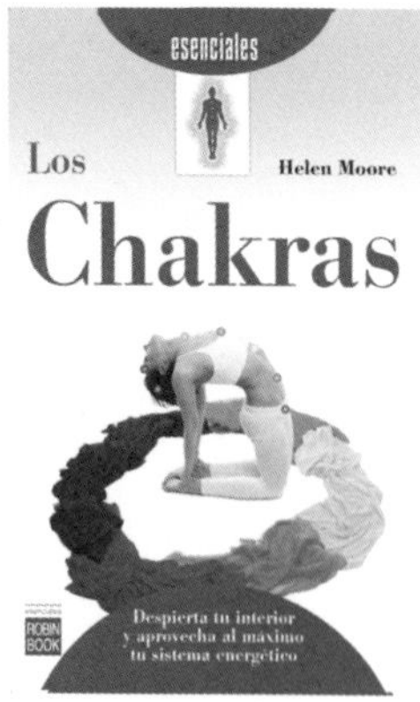

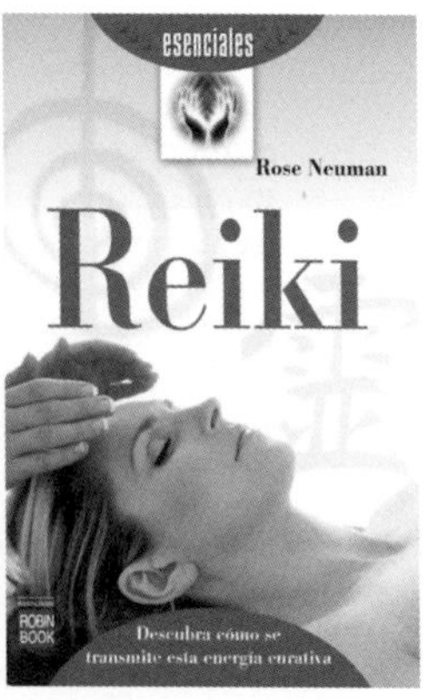

REIKI
Rose Neuman

Reiki es un sistema de armonización natural que utiliza la energía vital del Universo para tratar enfermedades y desequilibrios físicos y mentales. Su fundamento original se basa en la creencia hinduista de que el correcto fluir de la energía vital a través de los distintos chakras del organismo asegura un buen estado de salud. Rose Neuman ha escrito un manual esencial para conocer cada uno de los estamentos del Reiki, de forma que el terapeuta o la persona que se inicia en su práctica conozca sus fundamentos para vivir de una forma más saludable.